T0178768

Hasta la gente menos flexible puede hacer estiramientos

Hasta la gente menos flexible puede hacer estiramientos

Eiko

Fotografías de
Emiko Suzuki

Traducción de
Concepción Rodríguez

VERGARA

Papel certificado por el Forest Stewardship Council®

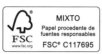

MIXTO
Papel procedente de
fuentes responsables
FSC® C117695

Título original: *Even the Stiffest People Can Do the Splits*

Primera edición: septiembre de 2018

© 2016, Eiko
© 2018, Penguin Random House Grupo Editorial, S. A. U.
Travessera de Gràcia, 47-49. 08021 Barcelona
© 2016, Emiko Suzuki, por las fotografías de la autora,
cubierta e interior
© 2018, Concepción Rodríguez, por la traducción

Printed in Spain – Impreso en España

ISBN: 978-84-16076-79-6
Depósito legal: B-10.938-2018

Compuesto en M. I. Maquetación, S. L.

Impreso en Gómez Aparicio, S. L.
Casarrubuelos (Madrid)

V E 7 6 7 9 A

Penguin
Random House
Grupo Editorial

NO HAY NADA
QUE NO PUEDAS CONSEGUIR
SI TU DETERMINACIÓN ES FIRME

PROVERBIO JAPONÉS

ÍNDICE

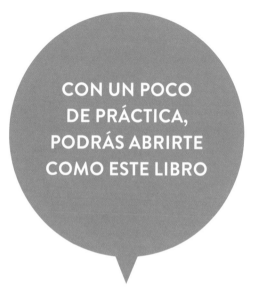

CON UN POCO
DE PRÁCTICA,
PODRÁS ABRIRTE
COMO ESTE LIBRO

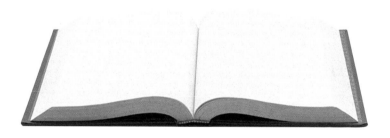

PREFACIO

Cuando estaba en la veintena trabajaba como monitora de aeróbic. Con el paso del tiempo, mi interés se centró en el yoga y decidí convertirme en instructora. Sin embargo, había una cosa que me molestaba por aquel entonces: no tenía mucha elasticidad. Sufría dolores de espalda y los movimientos de yoga resultaban difíciles para alguien tan poco flexible como lo era yo en aquella época. Pero lo más importante es que no era un buen ejemplo para mis alumnos. Si yo estuviera buscando un profesor de yoga, no elegiría a alguien que careciera de elasticidad, está claro. Fue entonces cuando tracé un plan para remodelar mi cuerpo.

Ser capaz de hacer un split lateral completo, en el que la parte superior del cuerpo se apoya totalmente en el suelo, es uno de los símbolos de un cuerpo flexible. En aquella época podía separar las piernas sin muchos problemas, pero carecía de la flexibilidad necesaria para bajar el tronco hasta el suelo, así que empecé a investigar para averiguar qué estiramientos debía realizar si quería conseguir un split lateral completo. Mientras estaba en ello, quise desarrollar un método reproducible, uno que otras personas con problemas de flexibilidad pudieran utilizar también. Probé un montón de cosas día tras día. El método que desarrollé se volvió muy popular entre mis alumnos. Poco tiempo después, aquellos que afirmaban tener tan poca elasticidad que no acudían a las clases de yoga por vergüenza, hablaban de que su recién descubierta flexibilidad les había cambiado la vida.

Los medios de comunicación se enteraron y empecé a recibir ofertas para promocionar mi método con un vídeo. Me dejó completamente alucinada que el vídeo que grabé describiendo mi método para realizar splits recibie-

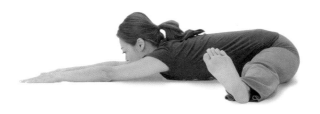

ra más de 2,5 millones de visitas. ¿Quién iba a pensar que había tanta gente deseando ser capaz de hacerlos?

Y ahora me han dado la oportunidad de hacer este libro. ¡Menuda sorpresa! Después de todo, nunca se había dedicado un libro entero a los splits. Cuando el editor Seiichi Kurokawa viajó desde Tokio exclusivamente para verme, no pude evitar preguntarle si creía de verdad que era posible hacer un libro sobre mi método.

Porque si íbamos a hacer un libro, quería que fuera uno bueno. Quería que esas personas que durante su infancia habían sufrido un complejo de inferioridad a causa de su poca elasticidad pudieran saborear la sensación de alegría y euforia que provoca ser capaz de hacer splits. Quería que esas personas experimentaran lo fáciles que pueden volverse los movimientos que se realizan a diario.

Mientras preparaba este libro, perfeccioné aún más mi método para realizar splits, de manera que ahora es posible hacer un split lateral completo en cuatro semanas, aproximadamente. Si se sigue el programa «Splits en cuatro semanas», que presentaré enseguida, incluso las personas que carecían de flexibilidad durante la infancia y aquellas cuyos cuerpos han perdido agilidad con la edad, serán capaces de realizar los splits. El programa cambia un poquito cada semana para que puedas seguirlo sin aburrirte. Además, experimentar una verdadera diferencia también debería incrementar la motivación.

Después del programa «Splits en cuatro semanas», el libro incluye una breve historia titulada *¿Cómo vas a conseguir algo en la vida si ni siquiera puedes hacer splits?* Se trata de la conmovedora historia de Makoto Oba,

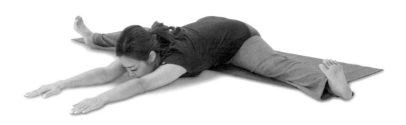

que siempre había tenido poca flexibilidad, y de su compañera de trabajo, Ai Umemoto, que buscaba un nuevo desafío para salir de su rutina. Ambos aunaron fuerzas para intentar hacer un split lateral completo en un breve período de tiempo poniendo a prueba el método de la Reina de los Splits. ¿Quién iba a imaginarse que los splits serían los protagonistas de una historia corta? Eso tampoco había ocurrido nunca. Los personajes y escenarios de la obra son ficticios, pero el programa «Splits en cuatro semanas» que siguen y otros consejos que aparecen en ella son cosas que espero que pongas en práctica. No te la pierdas, porque contiene todo tipo de trucos valiosos. El programa de cuatro semanas que se describe entre la página 12 y la 27 aparece de nuevo en las páginas de la historia, desglosado semana a semana para tener referencias accesibles.

La historia es muy realista, ya que fue escrita basándose en las experiencias auténticas de personas que han probado el programa «Splits en cuatro semanas»: qué cuesta más trabajo, qué da más problemas, qué hace que te sientas bien. Estoy segura de que leerla aumentará mucho tu motivación.

Son solo splits, eso está claro. Pero son mucho más que splits.

Cuando te libras del complejo de inflexibilidad, te sientes orgulloso de ti mismo. La seguridad que genera el hecho de «superar» ese complejo conseguirá sin duda que el resto de tu vida sea un poco mejor. Por favor, comprueba tú mismo lo reconfortante que puede ser hacer splits.

Venga, empecemos.

Eiko, la Reina de los Splits

Cómo se
definen los
splits en este
libro.

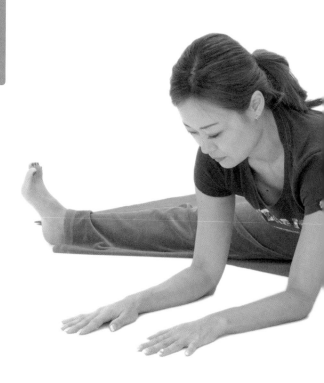

* Si logras apoyar los dos codos en el suelo,
¡lo has conseguido!

* Si separas las piernas sin doblar las rodillas,
inclinas tu cuerpo hacia delante y tocas el suelo
con ambos codos, habrás conseguido hacer
los splits.

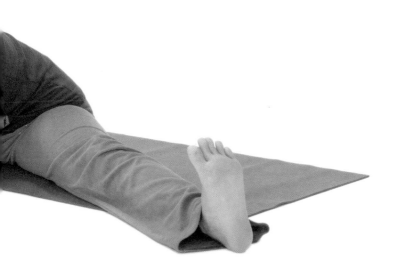

SUGAKO NISHINO (72)

Empecé a acudir al estudio de Eiko cuando tenía 70 años. Al principio no podía separar las piernas ni un poquito, pero practiqué cada día lo que me enseñaba mientras veía la televisión y, dos meses más tarde, me sorprendí a mí misma al ver que era capaz de hacer un split. Sentía el cuerpo más ligero y más móvil, y era capaz de subir a la carrera las escaleras de mi casa hasta la tercera planta sin jadear siquiera. Mi cintura se estrechó y pude ponerme pantalones en los que antes no cabía. ¡Ahora soy más ágil que mi hija de 53!

¡Puedes hacer splits a cualquier edad!

1

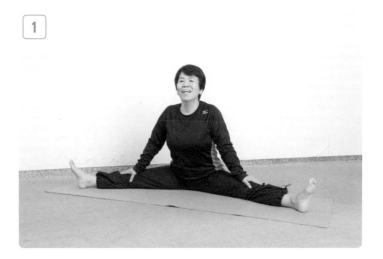

2

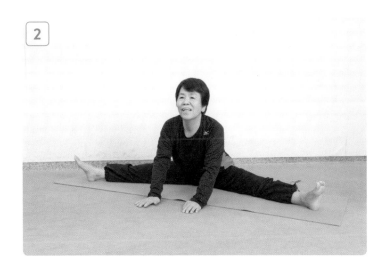

3

¡Mi cintura también
se ha estrechado!

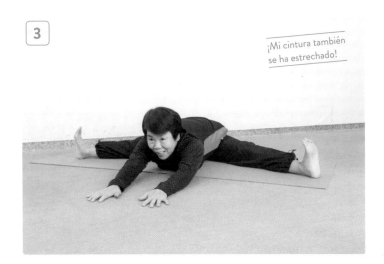

KEIKO ICHIKO (68)

Tenía 63 años cuando empecé a acudir al estudio de Eiko. Hasta entonces, nunca había podido inclinar el torso hacia delante teniendo las piernas separadas, pero ahora puedo apoyar el tronco completamente en el suelo. ¡Todos mis amigos están alucinados! Además, perdí 5 kilos, y aunque solía acudir al hospital con regularidad a causa de dolores de espalda, ahora apenas me molestan. Antes me dolían las rodillas, pero ahora están mucho mejor y puedo subir y bajar escaleras sin problemas.

¡Puedes hacer splits a cualquier edad!

1

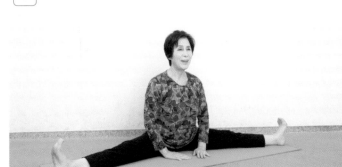

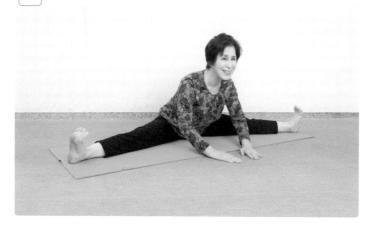

¡Perdí 5 kilos y ya no me duele la espalda!

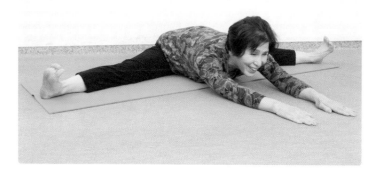

AKEMI HIRAOKA
(66)

Llevo asistiendo a clase una vez a la semana desde los 60 años. Todos los miembros de mi familia tienen poca flexibilidad, pero gracias a Eiko he conseguido la elasticidad necesaria para realizar un split lateral completo. Noto una verdadera mejoría en la circulación sanguínea. Solía acostarme en la cama con calcetines y un montón de mantas porque se me quedaban tan fríos los pies que no podía dormir, pero ahora me siento mucho más cómoda y calentita con menos mantas. Estoy muy agradecida a Eiko por todo lo que me ha enseñado.

¡Puedes hacer splits a cualquier edad!

1

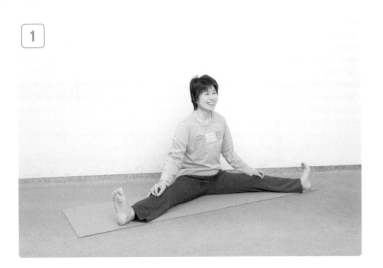

2

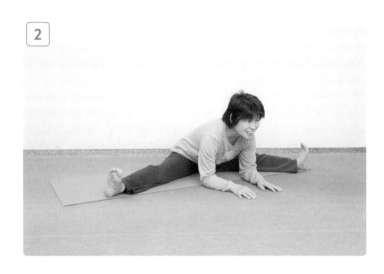

3

¡Mi circulación ha mejorado y me siento mucho más calentita!

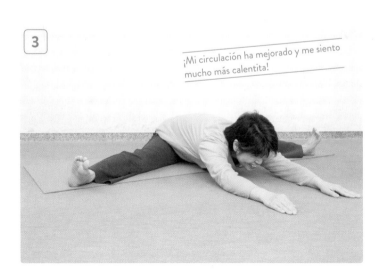

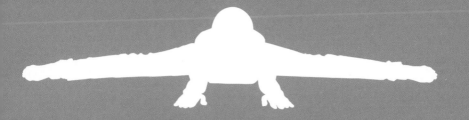

El programa «Splits en cuatro
semanas» con el que incluso las
personas sin elasticidad podrán
realizar estiramientos perfectos

¡Por fin ha llegado el momento de los splits perfectos!

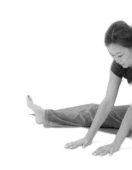

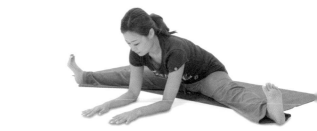

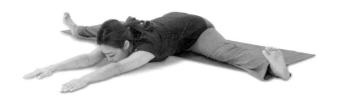

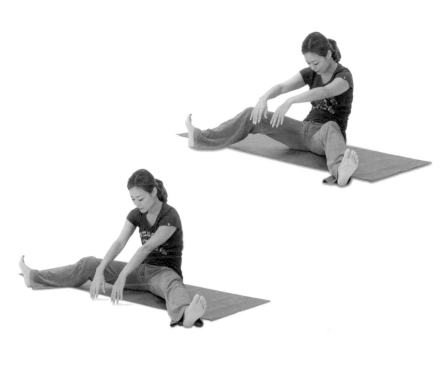

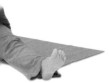

EL PROGRAMA «SPLITS EN CUATRO SEMANAS»

2 ESTIRAMIENTOS BÁSICOS

1 ESTIRAMIENTO SEMANAL

Durante las cuatro próximas semanas, realizarás tres tipos de estiramientos cada día. Los dos primeros son estiramientos básicos que harás todos los días hasta que consigas realizar los splits. El tercero es un estiramiento semanal que cambiará cada semana a medida que avances.

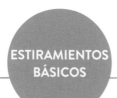

ESTIRAMIENTOS BÁSICOS

1 Estiramiento con toalla

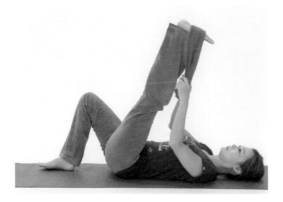

2 Estiramiento de sumo

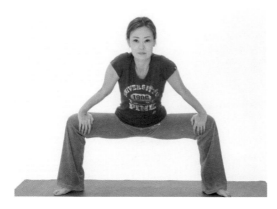

ESTIRAMIENTOS SEMANALES

SEMANA 1

Estiramiento de la cara interna del muslo

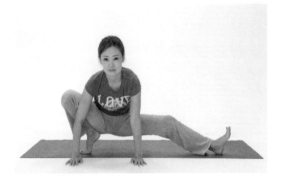

SEMANA2

Estiramiento en la pared

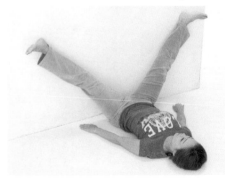

SEMANA 3

Estiramiento en la silla

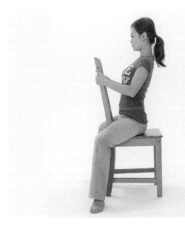

SEMANA4

Estiramiento en la puerta

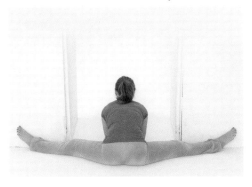

ESTIRAMIENTOS BÁSICOS PARA REALIZAR CADA DÍA DURANTE CUATRO SEMANAS

Hay dos estiramientos básicos: el estiramiento con toalla y el estiramiento de sumo. La clave es estirar solo hasta que duela de una manera «agradable». Ten cuidado de no sobrepasarte cuando empieces.

1 Estiramiento con toalla

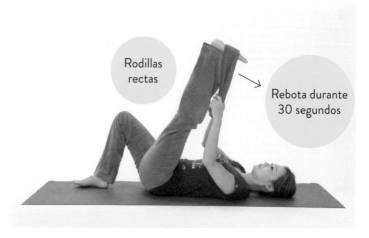

Rodillas rectas

Rebota durante 30 segundos

Pasa una toalla de mano por la planta del pie, estira la pierna (manteniendo la rodilla extendida) y tira de la toalla hacia tu cabeza con ambas manos, rebotando durante 30 segundos. Haz lo mismo con la otra pierna.

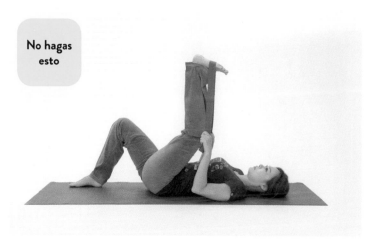

Si doblas la rodilla, el estiramiento no será el adecuado. Si este estiramiento te resulta difícil, utiliza algo más largo, como una toalla de baño, una cuerda o un cinturón.

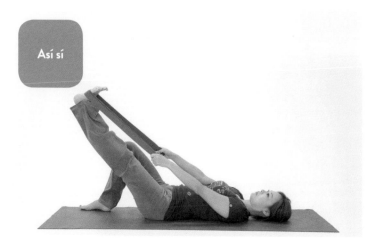

Si este estiramiento te resulta demasiado difícil, no hace falta que acerques la pierna. Tan solo asegúrate de que la rodilla está recta.

2 Estiramiento de sumo

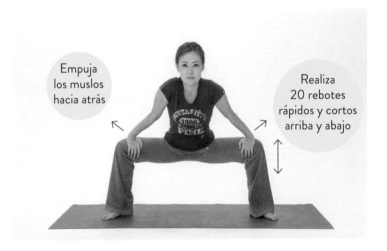

Empuja
los muslos
hacia atrás

Realiza
20 rebotes
rápidos y cortos
arriba y abajo

1. Con las rodillas apuntando hacia fuera, separa las piernas una distancia que sea más o menos el doble de la amplitud de tus hombros; luego, baja el trasero y coloca las manos sobre la parte interna de los muslos, cerca de las rodillas. Tus muslos deberían estar paralelos al suelo.

2. Rebota arriba y abajo con movimientos cortos y rápidos unas 20 veces.

3. A continuación, estira la zona inguinal y la espalda retorciendo por turnos cada hombro hacia la parte media mientras empujas más fuerte con las manos.

Así sí

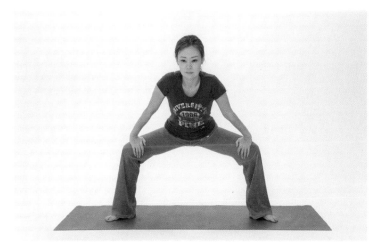

Si este estiramiento te resulta demasiado difícil, no bajes tanto las caderas.

SEMANA

1

ESTIRAMIENTO DE LA CARA INTERNA DEL MUSLO

Además de los dos estiramientos básicos, realizarás un estiramiento adicional que cambia cada semana. La primera semana, será el estiramiento de la cara interna del muslo. Cuando hayas terminado la rutina diaria, asegúrate de intentar hacer los splits.

ESTIRAMIENTOS BÁSICOS DIARIOS

1 Estiramiento con toalla

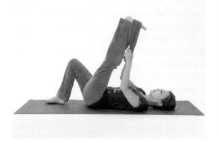

2 Estiramiento de sumo

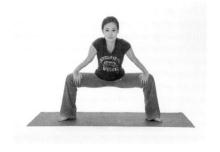

3 Estiramiento de la cara interna del muslo

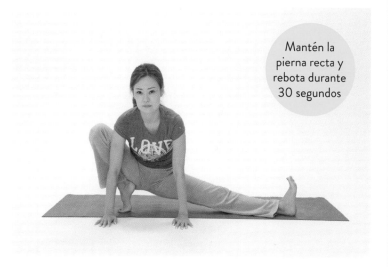

Mantén la pierna recta y rebota durante 30 segundos

Con una rodilla flexionada, estira la otra pierna hacia el lado y rebota durante 30 segundos. Haz lo mismo con la otra pierna.

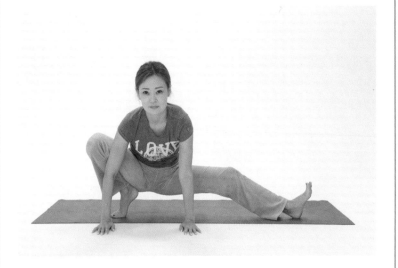

Este estiramiento no será efectivo si tienes las dos rodillas flexionadas.

Así sí

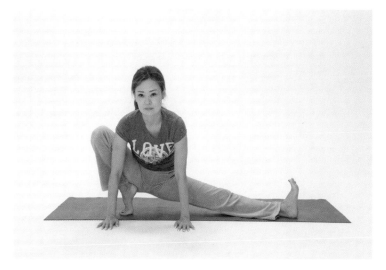

Si no tienes mucha elasticidad, no pasa nada si separas del suelo el talón de la pierna flexionada.

Cuando acabes la primera semana, ¡intenta hacer un split para comprobar tus progresos!

SEMANA

2

ESTIRAMIENTO EN LA PARED

Para el estiramiento de esta semana utiliza una pared que te permita acercarte a los splits. Puesto que la pared soporta el peso de las piernas, puedes incrementar la intensidad sin doblar las rodillas y sin forzarte demasiado.

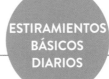

ESTIRAMIENTOS BÁSICOS DIARIOS

1 Estiramiento con toalla

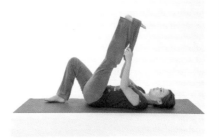

2 Estiramiento de sumo

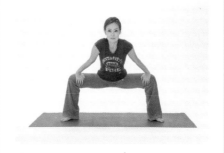

3 Estiramiento en la pared

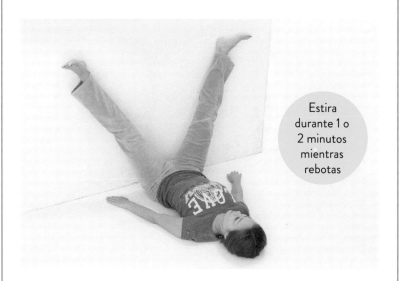

Estira
durante 1 o
2 minutos
mientras
rebotas

1. Coloca el trasero contra la pared, extiende las piernas hacia el techo y luego sepáralas.

2. Apoya las piernas en la pared, sepáralas tanto como puedas sin doblar las rodillas ni forzar demasiado, y estira durante 1 o 2 minutos mientras rebotas con las piernas.

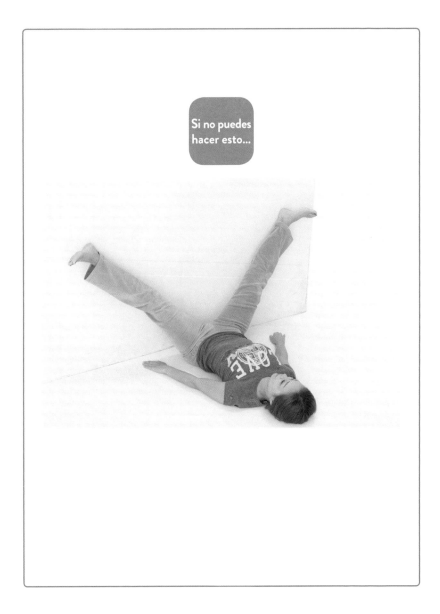

Si no puedes hacer esto...

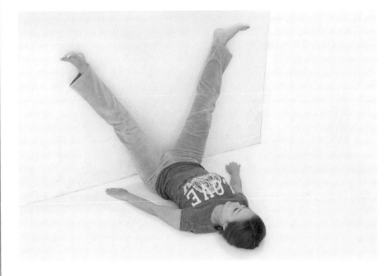

Ajusta la intensidad del estiramiento variando la apertura de las piernas y la distancia entre tu trasero y la pared. Si este estiramiento te resulta difícil, estira solo hasta donde puedas.

Cuando acabes la segunda semana, ¡intenta hacer un split para comprobar tus progresos!

SEMANA

3

ESTIRAMIENTO EN LA SILLA

Durante la tercera semana, harás un estiramiento en la silla, que aplica presión en las articulaciones de tus caderas. La clave es que el respaldo de la silla te permite ajustar libremente la intensidad.

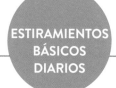

ESTIRAMIENTOS BÁSICOS DIARIOS

1 Estiramiento con toalla

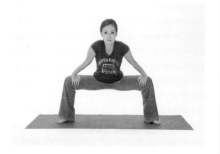

2 Estiramiento de sumo

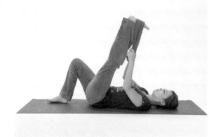

3 Estiramiento en la silla

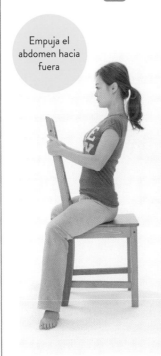

Empuja el abdomen hacia fuera

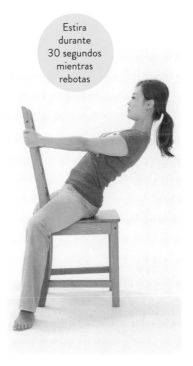

Estira durante 30 segundos mientras rebotas

1. Siéntate a horcajadas en la silla de cara al respaldo, con los pies en paralelo a este. Agárrate al respaldo con ambas manos y empuja el abdomen hacia fuera.

2. Sujetándote al respaldo de la silla, inclina el tronco hacia atrás, separa las rodillas y estira las caderas durante 30 segundos sin dejar de rebotar.

Cuando acabes la tercera semana, ¡intenta hacer un split para comprobar tus progresos!

SEMANA

4

ESTIRAMIENTO EN LA PUERTA

Y por fin, ¡la última semana! Con el estiramiento en la puerta, puesto que dejas que las paredes se hagan cargo de tus piernas, deberías estar más cerca que nunca de hacer los splits. Si no tienes una puerta en la que puedas realizar este estiramiento, prueba con el estiramiento de la rana.

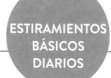

ESTIRAMIENTOS BÁSICOS DIARIOS

1 Estiramiento con toalla

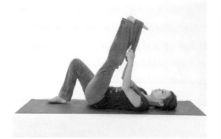

2 Estiramiento de sumo

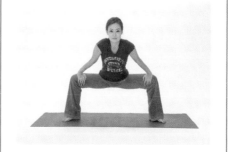

3 Estiramiento en la puerta

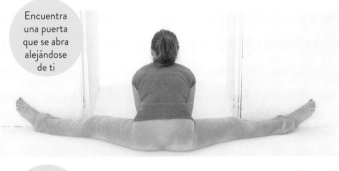

Encuentra una puerta que se abra alejándose de ti

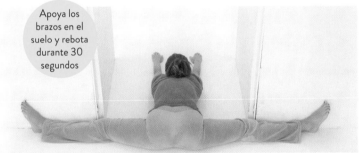

Apoya los brazos en el suelo y rebota durante 30 segundos

1. Encuentra una puerta cuyas paredes se encuentren en el mismo plano y cuya hoja se abra alejándose de ti. A continuación, siéntate delante con las piernas separadas.

2. Apoya las piernas separadas en las paredes, inclina el tronco hacia delante y extiende los brazos en el suelo, estirando durante 30 segundos mientras rebotas.

Si no tienes una puerta que sirva:

ESTIRAMIENTO DE LA RANA

Separa bien las piernas y coloca las puntas de los pies hacia afuera.

Baja las manos al suelo para soportar el peso del cuerpo, lo que hará que te inclines hacia delante, y estira durante 30 segundos.

Si no puedes alcanzar el suelo con las manos, soporta el peso del cuerpo apoyando los codos en los muslos cerca de las rodillas.

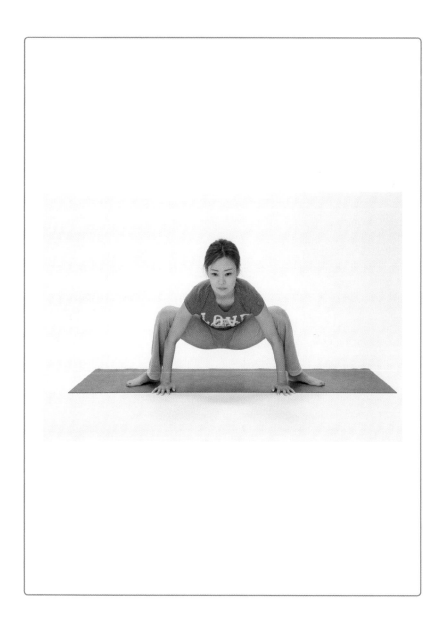

Después de cuatro semanas, seguro que notarás cambios.

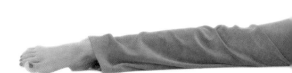

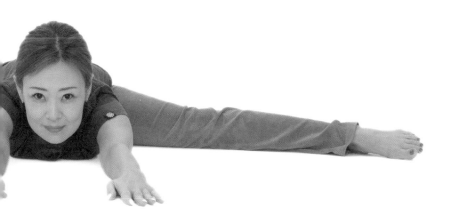

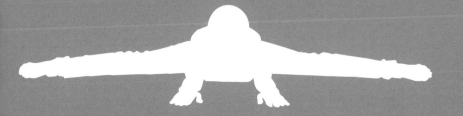

HISTORIA CORTA

¿Cómo vas a conseguir algo en la vida si
ni siquiera puedes hacer splits?

REPARTO DE PERSONAJES

Makoto Oba (40 años)

Gerente de ventas en una empresa comercial. Vive con su mujer y su hijo, Tsubasa, un loco del fútbol que está en segundo grado. Puesto que una vez fue un jugador bastante decente, ahora tiene un cuerpo «fofisano» de libro. Recientemente ha empezado a agobiarse un poco con la idea de envejecer. Es amable y ha conseguido modestos logros laborales.

Tetsuya Hori (45 años)

Reconocido por todos como la estrella de los cargos intermedios en la compañía. Se graduó en la misma universidad que Oba unos años antes. Después de sacar a flote sin ayuda la moribunda sucursal de Osaka, ha regresado a la oficina central como director de departamento. Se viste de forma elegante y tiene un aspecto alegre y positivo. Se le da de maravilla motivar y animar a sus subordinados. ¡Su secreto tiene un origen insólito!

Ai Umemoto (32 años)

Es una empleada titulada en el departamento de Oba. Incapaz de entregarse por completo a su trabajo, sus días pasan sin pena ni gloria y no se siente realizada. Ya en la treintena, cada vez le cuesta más permanecer delgada, le resulta más difícil seguir una dieta y nota que su cuerpo se está volviendo cada vez más rígido. Es soltera y busca el amor.

Eiko (50 años)

Instructora de yoga asentada en Osaka. Su vídeo sobre los splits, en el que describe un método basado en su propia experiencia como persona que carecía de elasticidad y no solo no podía hacer los splits sino que incluso llegó a lesionarse, se convirtió en un éxito viral con millones de visitas. Enseñó a Hori a realizar los splits en tan solo cuatro semanas cuando este estaba trabajando en Osaka.

EL DOMINGO DE MAKOTO OBA

—¡Vamos, papá! ¡Lo prometiste!

Emparedado entre montones de documentos y esforzándose por recoger el material de su presentación, Makoto Oba vio a Tsubasa, que apareció de pronto delante de él haciendo regates con una pelota de fútbol. Aunque su hijo estaba encantado con su flamante uniforme, se lo habían comprado bastante cumplido y le quedaba tan grande que parecía tragarse al muchacho.

Oba sabía que a su hijo le gustaba jugar al fútbol, pero ¿no era peligroso darle patadas al balón dentro de casa? Y si se había puesto el uniforme, ¿por qué no había ido a entrenar con el equipo juvenil en el que tantísimo le gustaba jugar? De repente, Oba se sintió asaltado por una oleada de sueño y tanto el uniforme de Tsubasa como la pantalla de su ordenador se volvieron borrosos. «Lo siento, hijo. Papá necesita dormir un poco. Puede que no lo parezca, pero estoy muy ocupado. Por favor, solo necesito descansar un poco más...», rogó Oba para sus adentros mientras se daba la vuelta perezosamente en la cama.

—¡Ahí va!

Viendo una oportunidad de oro, Tsubasa realizó un tiro certero que le dio a su padre justo en la parte baja de la espalda y lo sacó por fin de sus ensoñaciones. ¡Lo había olvidado! ¡Se suponía que iba a ir a jugar al fútbol con Tsubasa!

Tsubasa iba a entrenar todos los domingos por la mañana y por lo general no volvía a casa hasta el atardecer. Esa semana, sin embargo, los alumnos de tercer grado y otros compañeros de equipo mayores habían ido a entrenar fuera, así que los más jóvenes tenían el día libre. A Tsubasa no le hacía ninguna gracia aquello, así que Oba había prometido ayudarlo con el entrenamiento ese día, algo que no hacía desde hacía bastante tiempo.

El reloj mostraba que ya eran las nueve de la mañana. Seguramente su mujer ya se había marchado a la reunión de la comunidad del edificio. Tsubasa ya había visto todos los programas de televisión matinales que le gustaban y estaba listo para marcharse. Oba había permanecido delante del ordenador hasta las tres de la madrugada preparando la presentación del lunes a fin de no dejar trabajo para ese día y poder cumplir la promesa que le había hecho a Tsubasa.

Dada la rudeza con la que lo habían despertado, Oba se sorprendió un montón al comprobar lo bien que le sentaba levantarse y lo ligero que notaba el cuerpo. Ahora que ya había cumplido los cuarenta, su trabajo en la oficina le resultaba más difícil y no particularmente glamuroso; sin embargo, los jóvenes talentos que se habían incorporado a la empresa durante la crisis evolucionaban a toda pastilla. Ya fuera por la presión o por la edad, casi siempre notaba cansancio y algún dolor en los hombros, la espalda, la zona lumbar o las caderas. Ese día, sin embargo, se sentía fresco: era uno de esos días demasiado buenos para ser verdad que con suerte se daban una vez al mes.

—Está bien, Tsubasa —dijo Oba mientras apartaba las sábanas de una patada—. Estaré listo en un minuto y podremos irnos.

En lugar de poner excusas tontas y moverse a paso de tortuga, como era habitual, decidió que ese día le dedicaría a Tsubasa toda su atención. La ligereza de su cuerpo no era la única razón por la que estaba de buen humor: sabía que al día siguiente un viejo mentor al que admiraba volvería a la oficina.

Oba se lavó la cara a toda prisa, se afeitó y empezó a ponerse los calcetines. Hacía ya algún tiempo que había empezado a notar que su cuerpo se estaba volviendo más rígido. Cada vez le resultaba más difícil ponerse los calcetines sin inclinarse hacia delante. Antes solía bastarle con agacharse cuando tenía que atarse los cordones de las zapatillas de correr, pero ahora tenía que sentarse en el escalón de la entrada. Intentaba tomárselo como una cuestión de mantener la dignidad apropiada para su edad, pero lo cierto era que le resultaba muy difícil atárselos sin sentarse. La barriga de «cuarentón» había empezado a aparecer también.

En su día, Oba también había sido un chaval loco por el fútbol. Inspirado por el cómic del *Capitán Tsubasa* (*Las aventuras de Oliver y Benji*), había volado por el campo de juego durante la escuela primaria y la secundaria, y nunca lo habían sentado en el banquillo. En el instituto renunció al deporte porque le pillaba muy lejos, pero después se unió a un club de fútbol serio en la universidad que a menudo jugaba partidos con equipos de fuera. Así fue como conoció a su esposa.

Incluso después de empezar a trabajar y de casarse, hasta que nació Tsubasa había sido un miembro activo de un equipo de fútbol compuesto por los graduados de su colegio. En los últimos años, sin embargo, dedicaba cada vez más horas al trabajo y eso lo había llevado a perder la buena forma física y a ganar peso, ya que ahora su papel en el equipo había quedado limitado a organizar las reuniones y las fiestas de final de temporada.

Aunque le habría encantado seguir el ejemplo de los miembros más antiguos del equipo, que todavía se movían con soltura a pesar de haber cumplido los cincuenta, no hacía nada para remediarlo salvo quejarse.

Hacía un día maravilloso. El monte Fuji se veía precioso a lo lejos mientras esperaban el ascensor en el descansillo. Probablemente faltaban todavía algunos años para que Tsubasa pudiera apreciar esa belleza.

A Oba lo complacía inmensamente que a Tsubasa le hubiera dado tan fuerte por el fútbol. Cuatro años atrás, se había esforzado mucho para comprar la casa en la que vivían ahora con la esperanza de que su hijo llegara a disfrutar con ese deporte. El fútbol era muy popular en esa zona, que contaba no solo con un equipo profesional de la liga japonesa, sino también con varios campos de juego situados en un enorme parque fluvial que estaba a menos de diez minutos a pie desde su casa. Había incluso una escuela de fútbol dirigida por un antiguo jugador profesional.

Tsubasa había hecho un montón de amigos gracias al fútbol, y parecía que esa zona se había convertido en un verdadero hogar para él. La cuota mensual de la hipoteca era una carga bastante pesada, pero Oba no se arrepentía de haber dado ese paso. Aunque solía sobrestimar los talentos de su hijo, no se hacía ilusiones con respecto a que Tsubasa llegara a convertirse en jugador profesional de fútbol. Aun así, si él deseaba conseguirlo, lo mejor era que empezara cuanto antes, de eso no cabía duda. Después de todo, según una teoría que había oído por ahí, el sistema nervioso estaba ya completamente formado a los diez años.

«Con lo bien que me siento hoy, está claro que todavía me pica el gusanillo. Podría volver a jugar al fútbol en lugar de dejar que mi chico se lleve toda la diversión.» Con esos pensamientos rondándole la cabeza por primera vez en mucho tiempo, Oba contempló su figura regordeta en el espejo del ascensor.

Aquella mañana, los campos de fútbol que había junto al río estaban casi vacíos, quizá porque todos los críos mayores estaban fuera. Podrían hacer cualquier tipo de entrenamiento que les apeteciera. Tsubasa ya estaba haciendo malabarismos con la pelota, impaciente por ponerse en movimiento.

Decidieron empezar con un juego en el que Tsubasa driblaría hacia la meta y Oba intentaría robarle el balón. Como a menudo le recordaba a su hijo, los uno-contra-uno eran la piedra angular del entrenamiento futbolístico.

Habían pasado seis meses desde la última vez que Oba había realizado un verdadero entrenamiento con Tsubasa (quizá algo más), y se llevó una buena sorpresa. Aunque poco tiempo antes no era más que un mequetrefe que corría de un lado para otro, Tsubasa había hecho progresos impresionantes. Ahora era capaz de esquivar mejor los ataques de Oba, y era muchísimo más rápido.

Oba tenía pensado no darle mucha caña a su hijo, pero tuvo que replanteárselo enseguida. No iba a ser un buen compañero de entrenamiento a menos que lo diera todo de verdad. Como padre, sin embargo, aquel giro inesperado de los acontecimientos hizo que se sintiera muy feliz. Por fin había llegado el momento en que su hijo y él podrían disfrutar realmente del fútbol juntos, y esa idea lo emocionaba mucho más de lo que había imaginado.

Al mismo tiempo, los instintos que lo habían guiado siempre al jugar al fútbol comenzaron a inundarlo de nuevo: cómo caminar, cómo mover la parte superior de su cuerpo, cuándo acercarse al oponente, el «toque» de balón, la agradable sensación de poder leer a su oponente y atacar buscando el límite de su velocidad y su técnica.

«¡Ahora eres buenísimo, Tsubasa! Y mírame a mí. No lo hago nada mal, ¿a que no?»

Pero la euforia de Oba no duró mucho. Aunque su mente estaba reaccionando, su cuerpo era incapaz de convertir sus directrices en juego efectivo. Se cansó enseguida. Se quedó sin aliento. Muy pronto no pudo seguirle el ritmo a Tsubasa. Como no deseaba admitir la derrota, dio una zancada larga y justo en ese momento tropezó. Debido a la inercia que lo empujaba hacia delante, cayó y se dio un buen golpe.

—¿Estás bien, papá?

De pie a su lado, Tsubasa lo miraba con expresión preocupada. Oba tenía una sensación rara en la boca que le impedía hablar con normalidad, y la rodilla, sobre la que al parecer había aterrizado, latía dolorosamente. Aunque creía que no se había torcido el tobillo ni se había dañado el tendón de Aquiles, no tenía claro si, de manera instintiva, se había encogido y rodado al caer o si tan solo la suerte había impedido que acabara con una lesión seria.

Oba se puso en pie tambaleándose.

—Estoy bien —dijo, haciéndose el duro—. ¿Por qué no practicas solo un rato? —Y tras decir eso, dejó el campo de juego, evaluando el estado de su cuerpo en busca de daños mientras se alejaba.

«Totalmente penoso. ¡No me puedo creer lo mal que me he movido!»

Oba comprendió de inmediato que había sido un error empezar a jugar directamente sin realizar el calentamiento adecuado, sobre todo teniendo en cuenta el poco ejercicio que hacía últimamente.

Sin embargo, no podía engañarse a sí mismo. Estaba claro que envejecía, que su cuerpo ya no era tan ágil como antes y que estaba perdiendo elasticidad. Su mente se mantenía joven, pero su cuerpo ya no era capaz de llevar a cabo las instrucciones que su cerebro todavía le creía capaz de realizar.

¡REALIZAR SPLITS TE MANTIENE JOVEN!

Practicar los splits es una manera estupenda de conservar la salud de tus articulaciones,[1] la flexibilidad y el equilibrio, cualidades que se vuelven cada vez más importantes a medida que envejecemos. Todos estos factores repercuten en nuestro rango de movimientos, en nuestra independencia física y en nuestra calidad de vida en general.

El equilibrio es especialmente importante, ya que las caídas son la causa principal de muerte por lesión en la gente mayor, incluso en las personas que están sanas.[2]

Los ejercicios de estiramiento como los splits han demostrado servir de ayuda en problemas de salud importantes, como el Parkinson[3] y las enfermedades cardiovasculares,[4] ya que mejoran la fuerza muscular, el control motor y la circulación. Échale un vistazo a la página 83 para averiguar de qué manera se pueden prevenir las lesiones con los splits.

Al final, el entrenamiento con Tsubasa se convirtió en una mezcla de excusas y reproches contra sí mismo, algo que dejó alucinado a Oba. Ya de vuelta en casa, descubrió que era incapaz de relajarse, ni siquiera después de acomodarse en el sofá. ¿De verdad había dejado atrás su juventud y había empezado a convertirse en un viejo achacoso? ¿Era aquello a lo que todo el mundo se refería cuando hablaba de hacerse viejo?

A Oba le dolía en el alma que su hijo hubiese presenciado aquella humillación.

Era una sensación similar a la tristeza que lo inundaba siempre que pensaba en sus colegas de trabajo, más jóvenes y capaces. La placa de Oba lo señalaba como gerente, pero no tenía subordinados directos. Ya no confiaba en hacer el trabajo mejor que ellos.

Al día siguiente se anunciaría una reorganización importante del personal. Un compañero algo mayor que él, que había ido a la misma universidad y lo había ayudado un montón a lo largo de los años, regresaría a la oficina central como su jefe y ocuparía uno de los puestos más prometedores de la compañía tras conseguir un éxito rotundo en su intento de sacar a flote una sucursal.

Su viejo amigo, sin embargo, no era de los que se abren camino hasta la cima pisoteando a otros, ni tan ambicioso como para resultar inaccesible. De hecho, era un hombre elegante, vigoroso y carismático; un hombre con carácter que se exigía mucho a sí mismo y que conseguía sacar lo mejor de los demás.

A sus 45 años, todavía iba de compras con su hija a los sitios de moda. «¿Cómo es posible? ¿Cómo consigue ser un tío tan fuera de serie? ¿Qué probabilidades hay de que yo sea así dentro de cinco años?» Mientras le daba vueltas a estos pensamientos en su cabeza, el domingo de Makoto Oba llegó a su fin.

EL DOMINGO DE AI UMEMOTO

Y, de pronto, eran más de las siete de la tarde.

Ai Umemoto vivía sola en un apartamento tranquilo y de paredes blancas. Para que no pareciera deshabitado, había dejado la televisión encendida con el volumen bajo a pesar de que no tenía interés en la programación.

De repente se dio cuenta de que no había hablado con nadie en todo el día.

El día siguiente tendría lugar una importante reestructuración y reorganización de personal en la empresa en la que trabajaba. Aunque este hecho no supondría cambios importantes en su trabajo, la consolidación de su departamento traería consigo a un nuevo jefe.

Ese lunes, la semana comenzaría con una larga reunión general en la que los miembros del equipo se presentarían a los demás. En lugar de realizar entrevistas individuales, el nuevo director departamental y el ejecutivo al cargo querían asegurarse de que todos en el equipo estaban en la misma onda, así que iban a reunir a todo el mundo para que cada uno presentara un informe de estado y describiera sus expectativas de progreso.

Umemoto recopiló los resultados que había obtenido durante los dos últimos años (un análisis general del campo en el que trabajaba en esos momentos, un análisis de los clientes y de clientes potenciales que ella llevaba, y sus ideas sobre las perspectivas de futuro, un informe actualizado sobre la situación de los nuevos proyectos, y su propio progreso actual con respecto a los objetivos que se había marcado en la última revisión de la compañía) y organizó toda la información en un formato de fácil presentación.

Lo mejor para ella habría sido completar el informe durante las horas laborales de la semana anterior, pero como le había resultado imposible despejar su escritorio del trabajo rutinario, al final había acabado llevándose la tarea a casa para el fin de semana.

A decir verdad, no estaba de muy buen humor. Una de las pocas amigas solteras que le quedaban, alguien con quien de verdad se sentía a gusto, la había invitado a comer ese día, pero había tenido que rechazar la invitación porque debía terminar su presentación. Con todo, arrojar a la basura su precioso tiempo de descanso no le había procurado un día particularmente productivo.

Estaba en un departamento de la oficina central en el que a muchos les gustaría estar; sus logros no estaban mal, y sus colegas la felicitaban a menudo por su dedicación al trabajo.

La propia Umemoto estaba convencida de que era una de esas personas capaces de realizar un buen trabajo, y se enorgullecía particularmente de sus capacidades analíticas y de observación. Mantenía siempre una fachada alegre, porque sabía que eso le otorgaba una clara ventaja en el trabajo. Sin embargo, era dolorosamente consciente de que no podía engañarse a sí misma.

¿Eso era todo lo que había conseguido en los últimos dos años? Podría haber hecho más.

¿Acaso no solía escatimar tiempo a las preparaciones y esquivar las situaciones complicadas con pretextos improvisados endulzados con una sonrisa? ¿Cuánto tiempo más podría confiar en esas improvisaciones y trucos de última hora cuando la competencia, tanto dentro como fuera de la compañía, era tan dura?

Además, había adquirido la mala costumbre de fingir que estaba ocupada. Se fijaba más en la cantidad de tiempo que empleaba en el trabajo que en su calidad, y así se convencía a sí misma de que trabajaba duro. Poco a poco, la situación de «estar ocupada» había empezado a provocarle por sí sola un pequeño y embriagador placer. Últimamente, sin embargo, no era más que una vía de escape de una vida personal muy poco gratificante.

Como tenía hambre, Umemoto se recogió el pelo desaliñado, se puso una chaqueta y un par de sandalias y se dirigió a la tienda del barrio a comprar algo de comida. Sabía que esa era la hora en la que ponían las etiquetas de descuento a las comidas listas para llevar del mostrador de la charcutería y que, como era domingo, tendría menos rivales que de costumbre.

Por el camino, por más que lo intentó, no consiguió evitar que los pequeños remordimientos del día afloraran de nuevo. Para perder el tiempo fingiendo que estaba trabajando cuando estaba en casa y nadie la veía habría sido mucho mejor irse a comer con su amiga.

Le dio por pensar que había un montón de cosas que dejaba de hacer por culpa del trabajo: los viajes con los que soñaba y nunca hacía, la dieta que quería empezar y nunca empezaba, las carísimas clases de yoga que seguía pagando a pesar de que nunca asistía... Y encima el trabajo no le proporcionaba la sensación de plenitud que habría hecho que todo eso mereciera la pena. Al final, como era incapaz de perseverar en nada, no era experta en nada.

Tener la cabeza llena de semejantes pensamientos le dejaba poco espacio para hacer progresos. Umemoto se dio cuenta de que su estado físico era peor que de costumbre.

Tenía 32 años y llevaba ya diez trabajando, seis de los cuales en su empresa actual. Por extraño que pareciera, nunca se había sentido particularmente ofendida cuando se referían a ella como una «mujer de carrera». Lo que sí le daba rabia era su incapacidad para convertirse realmente en una mujer de carrera a pesar de que deseaba hacerlo, y también se enfadaba consigo misma por no dedicarse por completo a su trabajo y dejar las cosas a medias.

Umemoto era incapaz de organizarse bien en el trabajo. Y, como carecía de confianza en sí misma, le resultaba muy difícil aceptar responsabilidades. Al final, siempre esperaba instrucciones de otros, y aunque sin duda era muy capaz de tolerar el trabajo duro, lo cierto era que nunca se había sentido verdaderamente realizada.

No lograba superar su papel de «chica mona y competente de la oficina». Le faltaba algo, pero no sabía muy bien qué era.

En la sección de charcutería del supermercado Umemoto encontró, tal y como esperaba, un montón de artículos marcados con una llamativa pegatina en la que se leía: «mitad de precio». Aunque el aire frío que emanaba de las vitrinas refrigeradas era un poco deprimente, empezó a sentirse algo mejor.

Se decidió por una ensalada con pollo, verduras al vapor y pescado hervido. Dado su creciente aumento de peso, lo mejor sería no tomar carbohidratos a esa hora. No hacía ejercicio, así que tendría que encontrar una forma de reducir la ingesta de alimentos.

Compró también media baguette y un cuenco de sopa instantánea, pero eso sería para el desayuno del día siguiente. Cogió cerveza, que se le había terminado, y algunas otras cosas antes de pagarlo todo con una tarjeta de crédito que le daba puntos para una compañía aérea. Empezó a preguntarse si alguna vez sería capaz de utilizar las millas de vuelo que estaba acumulando, y eso la sumió en una nueva espiral de pensamientos negativos.

A los 26 años rompió con la persona con la que había salido desde sus días de estudiante, y desde entonces no había vuelto a tener pareja. Fue justo después de cambiar de trabajo y empezar en su empresa actual, un momento en el que creyó que estaba haciendo un verdadero progreso. En aquel entonces ni se le pasaba por la cabeza pensar en el matrimonio.

Una a una, todas sus amigas fueron casándose. Algunas volvieron al trabajo tras la baja de maternidad o la excedencia para cuidar de sus hijos, mientras que otras aplicaron sus habilidades a trabajos que podían realizar desde su hogar o se convirtieron en amas de casa. Estaba claro que esas amigas se enfrentaban a sus propias dificultades, pero todas parecían afrontar la vida de casadas y la dedicación a sus hijos (los cambios vitales más importantes) sin dejar de divertirse.

A la madre de Umemoto le interesaba bien poco su trabajo. En realidad, aunque hubiese querido mostrarse interesada, el hecho era que su madre se había convertido en ama de casa en cuanto se casó, y eso significaba que sabía muy poco del mundo laboral. Ese era el motivo por el que reaccionaba a lo que le contaba Umemoto con cosas como: «Vaya, eso parece muy duro».

Además, la presión de su madre en lo que se refería al matrimonio y los hijos había aumentado con el paso de los años. Siempre quería hablar sobre fulanita, que ya había sido bendecida con un segundo hijo, o sobre alguna prima que acababa de celebrar su boda en Hawái.

Siempre que Umemoto echaba un vistazo a Facebook o Instagram, encontraba un montón de historias similares. Algunas veces, leerlas le resultaba demasiado estresante.

¿Había otras mujeres de su edad que compartieran las mismas preocupaciones que ella? Si así era, estaba claro que nunca lo contaban en las redes sociales.

Umemoto entendía por qué se preocupaba su madre. Sin embargo, ella todavía no se sentía preocupada. No creía para nada que se le hubiera pasado el arroz, y desde luego que quería casarse y tener hijos si la oportunidad se presentaba. Pero lo cierto era que sus días eran extremadamente monótonos, sumidos en un presente que no dejaba de repetirse una y otra vez sin revelar nunca hacia dónde conducía.

Ya de vuelta en casa, Umemoto utilizó el microondas para calentar las verduras al vapor y el pescado hervido que había comprado, y luego, mientras comía, echó un nuevo vistazo a la presentación del día siguiente.

En general no estaba mal, ya que cubría todos los puntos esenciales, pero la calidad y cantidad de los datos que sustentaban su análisis de la situación actual y las perspectivas de futuro eran insuficientes, por lo que las conclusiones resultaban confusas. Sin embargo, no le quedaba tiempo para conseguir material para un análisis más minucioso que fortaleciera sus argumentos. Y estaba claro que no podía empezar la nueva semana pasándose en vela toda la noche.

Se quedó con la mirada perdida un momento y decidió dejar que las cosas siguieran su curso, olvidar la presentación y meterse en la cama. Si su falta de preparación salía a la luz, tendría que aceptar la reprimenda que merecía.

De pronto le entraron ganas de tomarse una cerveza. La cena que había comprado no la había llenado en absoluto. Todavía tenía hambre.

Abandonó los planes que había hecho apenas treinta minutos antes y se comió la baguette que había comprado para el desayuno. Darse cuenta de que solo se excusaba a sí misma al afirmar que estaba comiendo en el orden apropiado (primero las verduras, luego las proteínas y por último los hidratos de carbono), consiguió que se sintiera fatal.

¿CÓMO PUEDEN AYUDARTE LOS SPLITS CON TU PLAN DE DIETA?

Puede que parezca un poco raro decir que hacer splits puede ayudarte a seguir tu plan de dieta.

Pero las investigaciones han demostrado que los ejercicios como los estiramientos incrementan el autocontrol, pueden influir positivamente en las personas para que tomen mejores decisiones dietéticas,[5] y pueden reducir el apetito.[6] Los estiramientos regulares contribuyen a la pérdida de peso gracias a que mejoran la digestión.[7]

Tomarte unos pocos minutos para practicar los splits antes de comer también puede ayudarte a relajarte y hacer que tomes conciencia de las raciones y de tus hábitos alimenticios. Al liberar el estrés, también sueltas muchas emociones y tensiones que pueden influir en la elección de tus comidas de manera negativa. Los estiramientos incrementan además la conciencia corporal, haciéndote consciente de la posición de tu cuerpo y de tu fuerza. Con el paso del tiempo, esta conciencia te ayuda a mejorar la autoestima y la seguridad en ti mismo. ¡Una mentalidad sana conlleva a menudo un mejor control del peso!

Esa era la razón por la que nunca era capaz de seguir una dieta. Había pagado unas clases que se impartían a las ocho de la tarde (en parte como medida para salir del trabajo a una hora razonable), pero había dejado de ir después de unas cuantas sesiones, y ahora le resultaba difícil empezar de nuevo. Desde que había cumplido los treinta, le resultaba más difícil mantener el peso y notaba que estaba perdiendo mucha elasticidad. Hacer ejercicio era más difícil que antes, y seguramente ya era un poco tarde para probar con el tenis o empezar a correr.

¿Qué estaba haciendo? ¿Cómo era posible que lo dejara todo a medias? ¿Hacia dónde se dirigía? Umemoto dejó escapar un profundo suspiro.

Oba, que estaba en el mismo departamento y siempre había apoyado a Umemoto en el trabajo, le había dicho que el nuevo director del departamento era un antiguo mentor suyo.

La conversación la había dejado bastante impresionada, ya que Oba, que por lo general no hablaba mucho de nadie, parecía realmente emocionado mientras hablaba maravillas de su amigo sin reserva alguna. El nuevo director se había convertido en el indiscutible centro de atención en el trabajo gracias al magnífico cambio que había conseguido en el equipo de ventas de la sucursal de Osaka, que había estado al borde del cierre. Hasta a Umemoto le habían llegado rumores sobre ese hombre, y eso que para ella era un perfecto desconocido.

Según Oba, el nuevo director, que había estudiado en la misma universidad que él y lo había tomado bajo su ala cuando llegó a la compañía, era amable, cuidaba de sus subalternos, siempre iba bien vestido y elegante, y también era un hombre entregado a su familia. ¿De verdad existían hombres así?

Umemoto le echó un último vistazo a la presentación, guardó los cambios, se enderezó y apagó el ordenador. Y, con esto, el domingo de Ai Umemoto llegó a su fin.

CONMOCIÓN EN LA SALA DE REUNIONES

Como era de esperar, la falta de preparación de Umemoto se notó bastante en la reunión de la compañía, y le granjeó una buena charla.

Aun así, no se sentía mal en absoluto, sobre todo después de las vueltas que le había dado al asunto la noche anterior. El nuevo director, Tetsuya Hori, le había dado los puntos clave (y solo los puntos clave) que necesitaba para ver las cosas con más claridad; luego le había hecho algunas sugerencias para mejorar y la había animado a realizar la presentación una vez más, manteniendo siempre un tono positivo.

A decir verdad, darse cuenta de que su nuevo jefe no era de los que se dejaba engañar hizo que Umemoto se sintiera de muchísimo mejor humor. «De acuerdo —se dijo a sí misma—. Repetiré el trabajo y esta vez lo haré bien.»

Oba notó la determinación de su compañera.

La reunión había comenzado a la una en punto y había durado casi cuatro horas, pero gracias a las observaciones preliminares realizadas por el ejecutivo al cargo y el nuevo director, a las presentaciones individuales y a las discusiones sobre objetivos comunes, Oba sentía que habían empleado bien el tiempo. De hecho, se le había pasado volando. Estaba seguro de que todos los presentes en la sala habían visto en Hori a una persona incluso más imponente de lo que afirmaban los rumores.

Sin embargo, no era solo el contenido de la reunión lo que había impresionado tanto a Oba. Era también el brillante comportamiento de Hori, cómo había preparado la presentación, cómo había controlado la reunión para que todo resultase entretenido, su forma de revelar lo que sentía sacando también a la luz cómo se sentían todos los demás. La mayoría de las veces que hablaba con Hori estaban a solas, y aunque su amistad duraba ya casi veinte años, había pasado bastante tiempo desde la última vez que vio a su viejo amigo en una situación semejante.

A Oba le preocupaba también su joven colega Umemoto, a quien habían reprendido por su falta de preparación. Era una mujer agradable y alegre que trabajaba mucho, pero su trabajo rara vez recibía críticas y Oba se preguntaba si eso la había molestado.

Más que nada, esperaba que ella no se hubiera llevado una impresión negativa de Hori, ya que estimaba mucho a su amigo. Estaba seguro de que ella lo entendería en cuanto lo conociera mejor, pero también deseaba estar a su lado el primer día bajo el nuevo mando.

El departamento que ahora dirigía Hori, resultado de una fusión, era un departamento grande, con una plantilla de casi cincuenta personas. A menos que hubiera algo realmente urgente, era raro que el personal tuviera la oportunidad de hablar con él a lo largo de la jornada laboral.

Oba decidió averiguar cómo estaba Umemoto después de la reunión. Cuando sus miradas se encontraron, ella fue la primera en hablar.

—Oba, tú eres amigo del director Hori, ¿verdad? Me gustaría hablar más detalladamente con él sobre las cosas que me ha señalado en la presentación, pero no estoy segura de si puedo pasarme por allí y preguntárselo sin más. ¿Tú qué opinas?

Si eso era todo lo que Umemoto deseaba, Oba estaba más que dispuesto a ayudarla. Lo único que tenía que hacer era presentársela durante una charla insustancial para asegurarse de que Hori vigilara sus progresos.

Por desgracia, parecía que Hori ya estaba inmerso en una conversación con el ejecutivo que se había sentado a su lado. Todavía permanecían en sus asientos, y habían empezado a sacar documentos. Tenía pinta de ser el inicio de una larga conversación, así que le pareció mejor no interrumpir. Mientras tanto, los demás participantes de la reunión empezaron a abandonar la estancia. Menos Oba y Umemoto, que se quedaron allí de pie.

—Esperemos fuera hasta que hayan terminado —dijo Oba al tiempo que instaba a Umemoto a salir al pasillo que había junto a la sala de reuniones.

—Gracias, Makoto. ¡Me has ayudado mucho! El nuevo director fue a la misma universidad que tú, ¿no es así?

—En realidad fue él quien me contrató cuando buscaba trabajo. Volví a encontrármelo durante el período de orientación de los nuevos empleados y desde entonces siempre me ha ayudado muchísimo.

Umemoto se dio cuenta de que Oba hablaba muy en serio.

—Es un hombre increíble, ¿verdad? Hoy es la primera vez que lo veo en acción, claro está, pero el mero hecho de escucharlo durante unas horas me ha hecho pensar... bueno, ya sabes, que es la clase de persona por la que estaría dispuesta a hacer cualquier cosa.

—Sí —dijo Oba—. Pero lo cierto es que no hay nada que podamos hacer por Hori. Estoy bastante seguro de que seremos nosotros quienes le pediremos ayuda a él.

Oba comenzó a explicarle más cosas sobre el pasado de Hori. Dos años antes, la empresa planeaba disolver el equipo de ventas de Osaka, que había tenido un rendimiento muy pobre en un momento en el que los resultados de la compañía sufrían un descenso general. Pensaban vender todo lo que pudiera venderse y devolver todo lo demás a la oficina central. Tras un breve período de indecisión, al final optaron por enviar a Hori como director durante tres años, después de los cuales la sucursal se cerraría si las cosas no habían mejorado. También había en juego, como casi siempre, ciertas dinámicas de poder entre distintas facciones.

Puesto que su hija estaba en plena época de exámenes de acceso, Hori dejó a su familia atrás y se marchó a Osaka solo. Pero, aun así, consiguió dar la vuelta a las cosas en la mitad del tiempo estipulado.

Al parecer, en cuestión de un mes aquellos que habían mirado con desprecio al intruso de Tokio empezaron a observarlo con respeto. Había dos cosas que Hori no paraba de repetir: «¿Para qué trabajamos?» y «Yo aceptaré la responsabilidad». De esta manera, elevó la moral de sus subordinados y en tan solo un año y medio consiguió unos resultados tan buenos que acabaron con las quejas.

Hori ya era considerado todo un as en la compañía, pero esta hazaña lo colocó uno o dos pasos por delante en la carrera por el ascenso. Había conseguido un triunfal regreso a Tokio, con un ascenso que le permitía dirigir el equipo de ventas de la oficina central, consolidado reciente-mente.

—Oba, seguro que sabes muy bien lo que de verdad le gusta al nuevo director.

—Bueno, supongo que sí. ¿Te puedes creer que tiene cuarenta y cinco años?

—Desde luego no es el típico tío de cuarenta y cinco. No tiene nada de sobrepeso. Viste bien. Y se comporta... no sé, con cierta elegancia.

—Y mira mi barriga de cuarentón... Pero lo cierto es que Hori no siempre ha sido así. La verdad es que creo que ha cambiado a mejor con el paso del tiempo, sobre todo durante los dos últimos años en Osaka. Solíamos salir a tomar unas copas cuando venía a la ciudad, y cada vez que lo veía, parecía más y más refinado.

¿QUIERES UN VIENTRE MÁS PLANO? ¡LOS SPLITS PUEDEN AYUDARTE!

¡El estiramiento es la clave de todas las rutinas que sirven para que-mar grasas! Para exprimir al máximo los beneficios de cualquier tipo de ejercicio, evitar lesiones y sentirte lo mejor posible, empieza cada sesión de ejercicio con una rutina de estiramientos. No obstante, el estiramiento por sí solo también ofrece beneficios en la pérdida de peso. Por ejemplo, la instructora de yoga Suzanne Deason diseñó un programa de acondicionamiento especializado para la pérdida de peso. Mediante distintas posturas de yoga que incrementan la flexibi-lidad y el estiramiento de distintos músculos, los participantes pue-den eliminar toxinas de su sistema digestivo y aumentar la circulación en los órganos abdominales, lo que mejora la digestión y permite que los desperdicios sean eliminados fácilmente; y esto, al final, impide la acumulación de grasa en todo el cuerpo.[8]

—Te aseguro que no estoy en posición de juzgarte por haber cogido un poco de peso, pero ¿cómo crees que lo consigue él?

—Ojalá lo supiera. He oído que, desde que regresó a Tokio, sale de compras con su hija, que está en el instituto, y corre más de cinco kilómetros todas las mañanas con su hijo, que está en secundaria.

Umemoto sintió que se relajaba un poco. A juzgar por la forma de hablar de su compañero, parecía que el nuevo director era alguien en quien podía confiar, y con Oba allanándole el camino, estaba segura de que podría construir una buena relación con él. Parecía una persona increíble y ella deseaba aprender de él todo lo que pudiera, averiguar todos sus secretos. Estaba absolutamente decidida a adoptar una actitud positiva.

La puerta de la sala de reuniones se abrió para dejar salir al ejecutivo al cargo.

—Te veo luego, Hori —dijo el hombre mirando hacia atrás con una sonrisa—. ¡Sigue así! —Y con eso, cerró la puerta tras él.

Hori, sin embargo, no salió.

—Vaya —dijo Umemoto—. Me pregunto qué le habrá pasado al director Hori. Cuando salimos de la sala hace un minuto solo estaban ellos dos, ¿no?

Oba y Umemoto acercaron la oreja a la puerta para ver si podían enterarse de lo que ocurría dentro, pero no oyeron voces ni otros ruidos. Se miraron el uno al otro y Oba hizo un repentino ademán de abrir la puerta.

—¡Espera! —exclamó Umemoto—. ¿No deberías llamar primero?

Sin embargo, antes de que pudiera terminar la pregunta, Oba abrió la puerta de par en par. Lo primero que les llamó la atención fue que Hori, ya sin su chaqueta, se había sentado en el suelo enmoquetado de la sala de reuniones con las piernas separadas 180 grados y había bajado el tronco hasta el suelo.

¿CUÁNTO PUEDES BAJAR?

(Explicación de la asombrosa inclinación hacia delante)

—Vaya, me habéis pillado en una posición muy comprometida, ¿no os parece? —Hori, que se había ruborizado fugazmente al darse cuenta de que lo habían visto haciendo splits, recuperó de inmediato la compostura con ese comentario jocoso. Aun así, parecía un poco avergonzado.

Sin embargo, el intento de Hori por desviar la atención no tuvo efecto en Oba y Umemoto, que seguían allí de pie, mirándolo con la boca abierta. Lo que estaban viendo era algo asombroso, y no conseguían decidir en qué centrarse primero.

—Solo intentaba hacer un pequeño reajuste después de esa larga reunión —dijo Hori.

—¿Reajuste? —preguntó Oba—. ¿Por qué haces splits? ¡Nunca había visto a nadie hacerlos en persona!

—Es usted muy flexible, director Hori —señaló Umemoto—. Pero si hace eso en la moqueta, ¿no se le ensuciará o romperá el traje?

—En Osaka conseguí dos cosas —dijo Hori con una sonrisa mientras se ponía de pie—. La primera fue el tiempo que pasé con mis amigos en la sucursal de allí, y las cosas que conseguimos juntos. La segunda fue el control sobre mi cuerpo, que solía ser bastante rígido. Os he sorprendido, ¿eh?

Hori adoptó su acostumbrada actitud positiva, con una expresión radiante como el sol. Puesto que Oba y Umemoto seguían desconcertados, continuó hablando:

—¿Alguno de vosotros sabe hacer splits?

—Yo por supuesto que no. ¿Y tú, Umemoto? —preguntó Oba.

—Yo tampoco. Probé con el yoga durante un tiempo, pero no tengo mucha elasticidad y no duré mucho. Es usted impresionante, director Hori.

—Lo cierto es que no —replicó él—. Yo también tenía muy poca elasticidad, pero una vez que empecé con el entrenamiento, pude hacer los splits en cuestión de un mes, más o menos.

Oba y Umemoto no podían creerlo.

—Espera un momento, Tetsuya. Quizá creyeras que tenías poca elasticidad, pero seguro que eras más flexible que la mayoría de la gente, ¿a que sí?

—La verdad es que no, Makoto. Si te dijera que prácticamente cualquier persona puede aprender a hacer los splits en un mes (cuatro semanas, en realidad) realizando tan solo unos sencillos estiramientos, ¿me creerías? ¿Y tú? ¿Cómo te llamabas?

—Ai Umemoto. Bueno, si le soy sincera, me resulta difícil creerlo. No me veo yo haciendo algo así.

—No sé, Tetsuya —dijo Oba—. Últimamente me siento bastante rígido. Cada vez me resulta más difícil ponerme los calcetines y los zapatos, y el otro día me pegué un buen trompazo cuando jugaba al fútbol con mi hijo. Hacer los splits me llevaría un montón de tiempo. ¿No es una cuestión de la elasticidad que tiene uno al nacer?

La expresión de Hori se tornó decidida.

—No, desde luego que no. Mira, ¿por qué no lo compruebas por ti mismo? Makoto, sabes lo que es una inclinación hacia delante desde la posición erguida, ¿no?

—Pues sí, claro. Es lo que te piden que hagas todos los quiroprácticos; te inclinas hacia delante y ellos te dicen que estás en buena forma si puedes tocar el suelo con las manos, ¿no?

—Eso mismo. Quiero que lo intentéis los dos. Ai, es probable que tú debas quitarte los zapatos primero.

Siguiendo las indicaciones de Hori, Oba y Umemoto dejaron sus cosas encima de un escritorio, se colocaron el uno al lado del otro y empezaron a doblarse por la cintura.

—Mantened los talones juntos, con las puntas de los pies ligeramente hacia fuera —dijo Hori—. Eso es. Mantened las rodillas rectas. No las dobléis. Y solo estamos haciendo una prueba, así que no es necesario que os exijáis demasiado.

Ni Oba ni Umemoto se acercaron siquiera al suelo. Estirando los dedos al máximo, se quedaron a mitad de camino entre las rodillas y la moqueta.

—Esto es muy difícil —dijo Oba—. No llego al suelo ni de broma.

—Vale, está bien —dijo Hori—. Pero no debéis olvidar hasta dónde habéis llegado.

—Oiga, director Hori, ¿se supone que esto se vuelve más fácil con el tiempo?

Hori se volvió hacia Umemoto, cuya cara reflejaba muy bien sus dudas, y señaló la pared.

—¿La pared? —preguntó ella.

—Así es. Cuando la instructora que me enseñó a mí me mostró este estiramiento, sentí que mi cuerpo comenzaba a aflojarse por sí solo.

UN ESTIRAMIENTO DE UN MINUTO QUE MEJORARÁ DRÁSTICAMENTE TU INCLINACIÓN HACIA DELANTE

Colócate de pie frente a una pared. Empujándola con los dos brazos rectos, extiende la pierna trasera para estirar la pantorrilla y el tendón de Aquiles durante 30 segundos. Luego haz lo mismo con la otra pierna.

1. Asegúrate de no doblar la rodilla de la pierna que estás estirando.

2. Mantén las puntas de los dos pies apuntando directamente hacia la pared.

3. Mantén los talones bien apoyados en el suelo.

4. No hay necesidad de empujar la pared con todas tus fuerzas; solo debes usar los brazos para sostener tu cuerpo.

Haciendo lo que Hori había indicado, Oba y Umemoto estiraron cada pierna durante 30 segundos mientras empujaban la pared.

—Está bien —dijo Hori—. Con eso será suficiente. Ahora inclinaos de nuevo hacia delante, como antes.

Cuando lo hicieron, los resultados fueron asombrosos. Tanto Oba como Umemoto fueron capaces de bajar bastante más que un momento antes. Las puntas de sus dedos estaban tan cerca del suelo que ellos apenas lograron contenerse.

—Increíble —dijo Umemoto—. Cuando he llegado al punto que alcancé antes, esta vez no me ha dolido nada.

—Madre mía —dijo Oba—. Menuda sorpresa. ¿Quién iba a pensar que un simple minuto podría suponer tanta diferencia?

—¿Ves? —dijo Hori—. La primera vez que probé esto me quedé pasmado. Siempre me había preocupado el hecho de no tener elasticidad y, de pronto, un buen día, me topé con este vídeo... —Se detuvo de repente—. Un momento —añadió—. Se supone que debería estar haciendo una ronda para presentarme a los demás. Y estoy seguro de que vosotros dos teníais una buena razón para volver.

—Tetsuya —dijo Oba—. Ai, aquí presente, ha estado pensando en lo que le dijiste durante la reunión y quería pedirte algún consejo antes de que estuvieras demasiado ocupado, pero nos quedamos alucinados al verte hacer los splits...

—Es cierto —dijo Umemoto—. El consejo que me dio durante la reunión tocó una fibra sensible, porque parece relacionado con ciertos temas que últimamente me preocupan bastante. Mi intención era preguntarle algunas cosas, pero de repente, no sé cómo, me he visto intentando tocar el suelo con los dedos.

—Entiendo —dijo Hori—. Lo siento mucho. Puedes preguntarme lo que quieras. ¿Por qué no volvemos a reunirnos aquí más tarde y seguimos con la conversación?

Acordaron verse de nuevo a las siete y media y, acto seguido, Hori se puso la chaqueta y abandonó la estancia.

ENCIENDE EL FUEGO DE LOS SPLITS EN TU CORAZÓN

(Explicación del asombroso estiramiento en pareja)

Esa tarde, a las siete y media, los tres aparecieron de nuevo en la sala de reuniones. Hori llevaba consigo un pack de seis cervezas frías y algunos aperitivos, aunque era un misterio de dónde había sacado el tiempo para comprarlos durante ese día tan ajetreado. Oba le habló un poco a Hori sobre la carrera de Umemoto hasta la fecha y sobre su manera de enfocar el trabajo, y luego ella le contó sus preocupaciones y le pidió consejo para resolverlas.

Hori, que en ocasiones pedía más información y otras veces ofrecía aliento, proporcionó excelentes consejos a su subordinada, que era más de diez años más joven que él.

Al ver que la expresión de Umemoto se iluminaba de inmediato, Oba se sintió aliviado y lleno de admiración. Estaba claro que su mentor era un hombre extraordinario. Después de aquello, Umemoto sería capaz de encontrar su propio camino y de evolucionar en su trabajo, incluso sin la ayuda de nadie.

Una vez que resolvieron el asunto principal, Oba preguntó algo que no había podido aclarar esa tarde.

—Tetsuya, ¿por qué la falta de elasticidad no empezó a preocuparte hasta que te trasladaste a Osaka? No recuerdo haberte oído mencionarlo antes.

—Bueno —dijo Hori—. Es algo bastante personal. Algo que en realidad llevaba en mi cabeza mucho, mucho tiempo.

—Pero, director Hori, seguro que estuvo muy ocupado en Osaka —señaló Umemoto antes de hacer la pregunta que iba directa al meollo de la cuestión—. ¿Por qué eligió un momento como ese para decidirse a aprender a hacer splits?

—Hace un par de años —comenzó a decir Hori tras una pausa—, cuando me marché a Osaka sin mi familia, sentía bastante presión. Todo el mundo está muy contento conmigo ahora que ya se conocen los resultados, pero por aquel entonces, yo no las tenía todas conmigo en absoluto.

Oba se inclinó hacia delante para escuchar con más atención.

—Sabía que si era capaz de superar esa sensación de presión —continuó Hori—, encontraría una nueva versión de mí mismo mucho más fuerte. También sabía que necesitaba algo más que el trabajo para afianzarme, algún tipo de crecimiento mental. Y aunque puede que parezca algo raro, los splits fueron lo que necesitaba.

—Eso es lo que no entiendo, Tetsuya —replicó Oba—. Con todas las cosas que hay, ¿por qué los splits?

—Como en tantas otras historias, todo comenzó con una chica —comentó Oba con una expresión algo avergonzada—. Hace mucho tiempo había una chica en el equipo de gimnasia que me gustaba mucho. Era una chica preciosa. Sacaba buenas notas y tenía un cuerpo increíble. Me parecía una chica asombrosa. Yo estaba en el equipo de baloncesto, así que la veía a menudo entrenando en el gimnasio. Nunca olvidaré su modo fácil y elegante de hacer los splits cuando calentaba. Yo no tenía nada de elasticidad y, por supuesto, no podía hacer splits, así que me parecía que ella estaba a años luz de distancia. En aquella época, tenía un verdadero complejo de inferioridad en ese tema.

—Pero, director Hori —interrumpió Umemoto—, ¿nunca le dijo a ella lo que sentía?

—No —contestó él—, nunca le dije nada. Ni siquiera les dije a mis mejores amigos que ella me gustaba. Ahora todo parece una tontería, pero entonces sentía algo tan fuerte por ella que la consideraba totalmente fuera de mi alcance.

—Pero, Tetsuya —dijo Oba—, si eso es todo, ¿por qué te resulta algo más que un recuerdo agridulce? ¿Por qué te decidiste a intentar hacer los splits ya de adulto, y precisamente en ese momento en el que te enfrentabas a un importantísimo desafío en Osaka? Ahora tienes esposa y unos hijos adorables, ¿no? —Oba no le encontraba el sentido a todo aquello.

—Tienes razón, por supuesto —dijo Hori, cuya expresión comenzó a regresar al modo trabajo—. Olvida a la chica gimnasta un minuto y deja que intente explicaros esta historia de la manera más sencilla posible. Tal y como yo veía las cosas, me parecía que aceptar que no podía hacer algo era refrenarme, darme una excusa para no superarme a mí mismo. Supuse que esa era la razón por la que me asustaba tanto contemplar el enorme reto que tenía ante mí, el desafío de sacar a flote la sucursal de Osaka. En aquella época, la chica estaba preciosa haciendo los splits con suma facilidad, y yo era soso y rígido... Aunque no me daba cuenta, esos sentimientos han influido siempre en mi mentalidad y en mi forma de ver las cosas, y todo eso salió a flote en el momento en que me enfrenté a ese gran desafío.

Las palabras de Hori parecieron resonar dentro de Umemoto, que dijo:

—Creo que entiendo lo que quiere decir.

—¿Te resulta familiar? —preguntó Hori—. Bueno, el caso es que más o menos por entonces me enteré de que existía un vídeo muy popular en internet. Se llamaba *Stretches That Will Enable Even Inflexible People to Do the Splits* (estiramientos que permitirán realizar los splits incluso a la gente sin elasticidad), y en aquel momento ya se había reproducido más de un millón de veces. Me pareció una curiosa coincidencia y lo vi una y otra vez. Pensé que si era capaz de aprender a hacer los splits podría superar mis propios límites, así que empecé a asistir a clases de estiramiento en el estudio de la instructora.

Oba conocía a Hori desde hacía casi veinte años, pero todo lo que estaba oyendo ese día le resultaba completamente nuevo.

—Aun así —dijo—, seguro que eras más flexible que nosotros ahora, ¿no?

—Pues no —contestó Hori—. Estaba más o menos como vosotros, o incluso peor.

—En ese caso —dijo Umemoto—, cuando decidió empezar a estirar para hacer los splits, ¿supo de inmediato que lo conseguiría?

—Jamás lo dudé —respondió Hori—. De forma muy parecida a lo que ocurrió con el estiramiento que realizamos antes para la inclinación hacia delante, cuando hice los primeros estiramientos relacionados con los splits, mi profesora me demostró que, de pronto, era capaz de separar las piernas un montón. ¿Queréis probar? Pero quizá sea mejor que no os sentéis en el suelo...

—Es verdad —dijo Oba—. Podemos coger las mantas de pícnic que utilizamos en las fiestas de la floración de los cerezos. —Fue rápidamente a buscarlas y trajo unas cuantas.

—Pues vamos allá —dijo Hori—. Makoto, tú serás el conejillo de indias. Tus pantalones son bastante amplios, ¿verdad? Ai, por ahora tú solo observarás.

Oba se sentó en una de las mantas de pícnic.

—Primero —dijo Hori—, intenta hacer un split en frío. Al igual que esta tarde, vamos a empezar averiguando hasta dónde puedes llegar.

—¿Sin calentar ni nada? —preguntó Oba—. Esto duele. Y es muy duro intentar evitar que se me doblen las rodillas. —Oba no había abierto las piernas más de noventa grados. Si intentaba separarlas más, sus rodillas se doblaban.

—Está bien —dijo Hori—. No hay razón para ir más allá del punto en el que sientes un «dolor bueno». Ahora, mantén esa misma posición y dime: ¿cuánto puedes bajar el tronco hacia el suelo?

Por desgracia, en lugar de acercarse al suelo, el torso de Oba no hizo más que inclinarse levemente hacia delante. Oba se apresuró a colocar las manos en el suelo.

—Muy bien —dijo Hori—. Ahora realizaremos otro estiramiento de un minuto de duración. Te vas a sorprender con la diferencia.

UN ESTIRAMIENTO EN PAREJA DE UN MINUTO QUE SEPARARÁ TUS PIERNAS MUCHO MÁS

1 Dos personas se colocan una frente a otra. Una realizará el estiramiento y la otra servirá como soporte. La persona que realiza el estiramiento separa las piernas tanto como le sea posible y estira los brazos hacia delante. La persona de apoyo tirará lentamente de los brazos hacia delante.

2 La persona que realiza el estiramiento intenta inclinarse en la dirección opuesta a la de sus brazos. Realiza el ejercicio durante un minuto.

Ten cuidado de no doblar las rodillas.

Hori tiró con cuidado de los brazos de Oba hacia delante mientras este inclinaba la parte superior de su cuerpo en la dirección contraria.

—¿Te duele, Makoto? —preguntó Umemoto, que parecía un poco preocupada.

—No —respondió él—. La parte superior de mi cuerpo está bastante bien. Oye, Tetsuya... Parece que con esto vas a estirar la parte superior del cuerpo, pero en realidad lo que se estira es la parte posterior de las piernas, ¿verdad?

—Vaya, lo has pillado rápido. Esto se te da muy bien.

Una vez que terminó el estiramiento de un minuto, Oba separó las piernas de nuevo. En esa ocasión fue capaz de separarlas mucho más que tan solo unos minutos antes, ¡y también pudo inclinar el torso hacia delante!

—¡Madre mía! —exclamó Oba—. Nunca pensé que estirar un poco marcara una diferencia tan grande.

—Makoto —dijo Umemoto—, ¡pareces mucho más ágil que antes!

—Es más fácil realizar este estiramiento con un compañero —dijo Hori, contento al ver lo emocionados que parecían los otros—, pero también puede hacerse sin ayuda. En Osaka no había nadie conmigo, así que siempre lo hacía solo.

—¿Hacías esto en casa todos los días? —preguntó Oba.

—Así es. Cuando estás empezando, es muy importante hacerlo todos los días. Ahora mismo está mucho más suelto que antes, pero si no continúas, recuperarás tu acostumbrada rigidez. Es muy importante realizar los estiramientos todos los días, especialmente al principio. —Hori tenía la misma expresión que cuando daba un consejo laboral.

—Una cosa, director Hori —dijo Umemoto—, usted no inventó este estiramiento, ¿verdad?

—Claro que no —respondió él—. Lo aprendí de Eiko, la profesora que grabó el vídeo de los splits que os mencioné antes.

—Espera un momento —dijo Oba—. ¿Me estás diciendo que no solo viste el vídeo, sino que la conociste en persona y aprendiste de ella directamente?

—Así es. Me pareció un programa estupendo, así que investigué un poco y tuve la suerte de descubrir que Eiko era una instructora de yoga con residencia en Osaka. Supuse que había sido cosa del destino. Eiko daba clases de yoga, de modo que me apunté de inmediato. La mayoría de sus alumnos eran mujeres, así que al principio me sentí un poco fuera de lugar. —Hori sonreía, pero hablaba como si aquello fuera lo más normal del mundo. Les contó que había seguido practicando después de regresar a Tokio, utilizando el DVD de Eiko como guía.

Puesto que Umemoto había asistido a clases de yoga, pensó que entendía a qué se refería Hori.

—Yo fui a clases de yoga una vez —señaló—, así que me imagino lo mucho que destacabas.

—Pues sí, la verdad. Por lo general, era el único hombre allí. Pero lo importante, sin embargo, era que sentía que tenía un montón de cosas en común con Eiko, quien también se había enfrentado a la falta de elasticidad en su día. Me ayudó un montón que ella entendiera mi sentimiento de inferioridad, y me comprometí a mantener mi interés por ese nuevo mundo en el que me había metido. Me concentré en tratar de dejar atrás a mi antiguo yo. De todas formas, no me molestaba; incluso hice algunas nuevas amigas muy parlanchinas.

—Entonces —dijo Oba—, tú empezaste igual que yo hoy ¿y fuiste capaz de realizar los splits en cosa de un mes?

—Exacto —respondió Hori con la mirada perdida—. La primera vez que lo hice en clase, ¡me aplaudieron y todo! Ahora que lo pienso, ver las cosas de esa manera y deshacerme de lo que había sido un buen complejo de inferioridad me dio la motivación que necesitaba para enfrentar la difícil tarea que tenía por delante en Osaka. Por esa razón les estoy tan agradecido a Eiko y a mis compañeros de clase de yoga.

A Oba todavía le resultaba difícil imaginarse en la posición de Hori.

—Pero, Tetsuya, tú estás delgado y siempre se te han dado bien los deportes. ¿No es esa la verdadera razón por la que tardaste tan poco tiempo en hacer los splits?

—Tú puedes creer lo que quieras —dijo Hori—, pero según Eiko, casi cualquier persona puede aprender a hacer splits. Digamos que hoy corres los cien metros lisos en menos de quince segundos. Para ser francos, las posibilidades de que rompas la barrera de los diez segundos son mínimas, sin importar lo mucho que lo intentes, ¿verdad?

—Bueno —dijo Oba—, creo que eso sería prácticamente imposible.

—Desde luego —replicó Hori—. Pero aunque los splits te parezcan muy difíciles, en realidad no requieren un nivel muy alto de capacidad atlética. Si bien existen ciertas variaciones individuales, casi cualquier persona puede aprender a hacer los splits, siempre que siga el programa. —Al ver que los otros dos todavía tenían dudas, continuó—: ¿Sabéis una cosa? Superar los complejos y tener una actitud más positiva no son las únicas cosas que se consiguen haciendo los splits. Tienen otros muchos beneficios.

Como si se tratara de la presentación de un nuevo producto, Hori comenzó a utilizar una pizarra blanca para escribir una lista con los efectos positivos de los splits:

1. Dieta

2. Efecto antienvejecimiento y mejora del equilibrio

3. Prevención de lesiones

4. Piernas tonificadas, con menos tendencia a la hinchazón

5. Vientre más plano

Nota: Aquellas personas con la pelvis desalineada o dolores en la parte baja de la espalda, la rodilla o la cadera deberían consultar a un médico primero.

Oba y Umemoto se quedaron asombrados al ver la larga lista de interesantes «efectos secundarios» de los splits.

—Tetsuya —dijo Oba—. Tú perdiste peso mientras estabas en Osaka, ¿a que sí? Y, mientras tanto, a mí empezó a salirme barriga.

—He perdido cuatro kilos y medio en los dos últimos años —dijo Hori—. Todo el mundo en la compañía parece creer que me mataba a trabajar para sacar adelante la sucursal de Osaka, pero en realidad adelgacé gracias a los splits.

—Desde luego, pareces mucho más esbelto que antes —señaló Oba—. Me había dado cuenta de que te movías con más facilidad, pero nunca habría adivinado que tu secreto eran los splits.

—Vaya —dijo Umemoto—. ¡Los splits tienen un montón de beneficios!

Como si hubiera estado esperando las palabras de Umemoto, Hori se volvió de nuevo hacia ellos y dijo:

—Sé que los dos tenéis varias cosas que os reconcomen por dentro. ¿Qué pensáis? Creo que ha sido el destino el que os ha traído hasta aquí mientras me ejercitaba. ¿Queréis probar el programa de cuatro semanas y aprender a hacer los splits? —El tono de Hori era de broma, pero su expresión parecía muy seria.

—No sé, Tetsuya —dijo Oba—. No sé si seré capaz de seguir el programa. Algo me dice que no lo conseguiré.

—A mí me pasa lo mismo —dijo Umemoto—. He probado con distintas clases y también me he apuntado a clubes deportivos, pero nunca he sido capaz de terminar nada.

—Mirad —replicó Hori—. No es cuestión de si seréis capaces de hacerlo o no. —Se puso de pie—. Lo único que importa es si lo intentáis o no. Da igual si se os da bien, o lo que consigáis al final. La clave está en vuestra actitud. Al menos, eso es lo que yo pienso.

La voz de Hori sonaba tan convencida y tan convincente que tanto Oba como Umemoto se sintieron entusiasmados.

—Está bien, Tetsuya —dijo Oba—. Cuenta conmigo.

—¡Yo también lo haré! —exclamó Umemoto.

—Pues vamos allá —dijo Hori—. Estaba casi seguro de que diríais eso. Escuchad, son solo splits, pero esto no va solo de soltar vuestro cuerpo. También cambiará vuestra manera de sentir. Os lo garantizo.

Una vez más, Oba y Umemoto se sintieron arrastrados por el carisma de Hori. «Vaya, de modo que es así como Hori consigue sacar el máximo de sus subordinados, explicándoles un objetivo a corto plazo y dándoles rienda suelta.» En ese momento, Oba tuvo la impresión de que ya entendía por qué Hori había sido un gerente tan exitoso.

EL PROGRAMA «SPLITS EN CUATRO SEMANAS» AL COMPLETO

—Está bien —dijo Hori—. Comenzaremos con una visión general del programa «Splits en cuatro semanas» que aprendí de Eiko. —Borró la pizarra y comenzó a escribir una descripción del programa.

El programa «Splits en cuatro semanas»

- Estiramiento básico 1: Estiramiento con toalla
- Estiramiento básico 2: Estiramiento de sumo
- Estiramiento semanal × 4 tipos

  Semana 1: Estiramiento de la cara interna del muslo

  Semana 2: Estiramiento en la pared

  Semana 3: Estiramiento en la silla

  Semana 4: Estiramiento en la puerta

- ¡Consigue hacer los splits!

—En primer lugar —empezó Hori—, quiero que sepáis que hacer splits (es decir, poder separar las piernas al máximo y apoyar los dos codos en el suelo), se reduce básicamente a aflojar y relajar la parte posterior de las piernas, los tobillos y las rodillas.

—¿Sabes una cosa? Cuando hicimos ese estiramiento hace un minuto —señaló Oba—, pude sentir cómo trabajaba la parte posterior de mis piernas.

—Claro que sí —dijo Hori—. Como ya he dicho, todo se reduce al estiramiento de la parte posterior de las piernas. Ahora voy a explicaros el programa de cuatro semanas, y estoy seguro de que os daréis cuenta de lo lógicos y eficientes que son los pasos a seguir. Siempre es mejor ver los resultados cuanto antes, ¿verdad?

Fiel a su carácter estudioso, Umemoto sacó enseguida una libreta y empezó a tomar apuntes.

—En otras palabras —dijo ella—, el programa está formado por cuatro etapas de una semana de duración cada una. Los estiramientos básicos uno y dos son comunes en todas las etapas, y se complementan con un estiramiento semanal diferente en cada etapa, ¿no es así?

—Exacto —dijo Hori—. Realizaréis tres tipos de estiramientos diarios cada semana. Os contaré todos los detalles. Empezaremos con los dos estiramientos básicos, ¿vale? Ai, ¿quieres probar tú esta vez?

—Por supuesto. Déjame intentarlo —respondió Umemoto, ya con más familiaridad

—¡Vamos allá! Makoto, coge esta toalla. Vamos a empezar con el estiramiento con toalla y después os enseñaré el estiramiento de sumo.

UN CAMINO DE
MIL KILÓMETROS
COMIENZA CON UN PASO

PROVERBIO JAPONÉS

ESTIRAMIENTOS BÁSICOS PARA REALIZAR CADA DÍA DURANTE CUATRO SEMANAS

Hay dos estiramientos básicos: el estiramiento con toalla y el estiramiento de sumo. La clave es estirar solo hasta que duela de una manera «agradable». Ten cuidado de no sobrepasarte cuando empieces.

1 Estiramiento con toalla

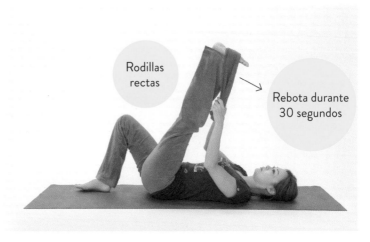

Rodillas rectas

Rebota durante 30 segundos

Pasa una toalla de mano por la planta del pie, estira la pierna (manteniendo la rodilla extendida) y tira de la toalla hacia tu cabeza con ambas manos, rebotando durante 30 segundos. Haz lo mismo con la otra pierna.

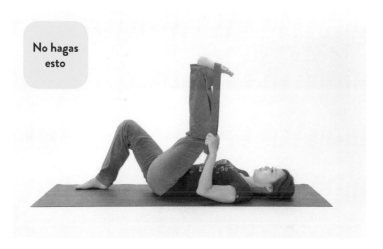

Si doblas la rodilla, el estiramiento no será el adecuado. Si este estiramiento te resulta difícil, utiliza algo más largo, como una toalla de baño, una cuerda o un cinturón.

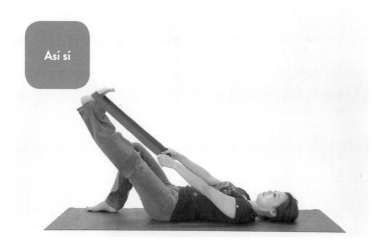

Si este estiramiento te resulta demasiado difícil, no hace falta que acerques la pierna. Tan solo asegúrate de que la rodilla está recta.

2 Estiramiento de sumo

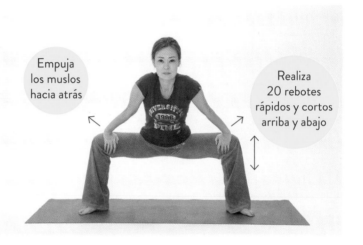

Empuja los muslos hacia atrás

Realiza 20 rebotes rápidos y cortos arriba y abajo

1. Con las rodillas apuntando hacia fuera, separa las piernas una distancia que sea más o menos el doble de la amplitud de tus hombros; luego, baja el trasero y coloca las manos sobre la parte interna de los muslos, cerca de las rodillas. Tus muslos deberían estar paralelos al suelo.

2. Rebota arriba y abajo con movimientos rápidos y cortos unas 20 veces.

3. A continuación, estira la zona inguinal y la espalda retorciendo por turnos cada hombro hacia la parte media mientras empujas más fuerte con las manos.

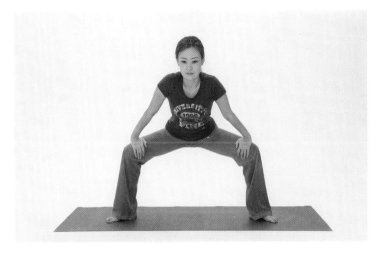

Si este estiramiento te resulta demasiado difícil, no bajes tanto las caderas.

—Repetiréis estos dos estiramientos básicos cada día hasta que seáis capaces de hacer los splits —explicó Hori—. También sirven para medir vuestro progreso. Cuando estéis cerca de conseguir los splits, veréis que sois capaces de acercar más la pierna a la cabeza durante el estiramiento con la toalla o de bajar más el trasero durante el estiramiento de sumo.

Oba respiraba ya un poco fuerte, pero Umemoto parecía estar disfrutando.

—Entiendo —dijo ella—. Y después añadiremos el estiramiento semanal, ¿verdad?

—Así es. Este es el de esta semana.

APRENDER ES COMO REMAR
CONTRACORRIENTE; NO AVANZAR
ES VOLVER ATRÁS.

PROVERBIO JAPONÉS

SEMANA

1

ESTIRAMIENTO DE LA CARA INTERNA DEL MUSLO

Además de los dos estiramientos básicos, realizarás un estiramiento adicional que cambia cada semana. La primera semana, será el estiramiento de la cara interna del muslo. Cuando hayas terminado la rutina diaria, asegúrate de intentar hacer los splits.

ESTIRAMIENTOS BÁSICOS DIARIOS

1 Estiramiento con toalla

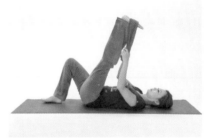

2 Estiramiento de sumo

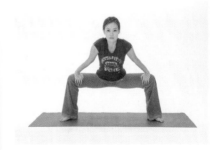

3 Estiramiento de la cara interna del muslo

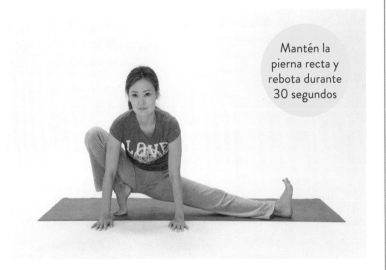

Mantén la pierna recta y rebota durante 30 segundos

Con una rodilla flexionada, estira la otra pierna hacia el lado y rebota durante 30 segundos. Haz lo mismo con la otra pierna.

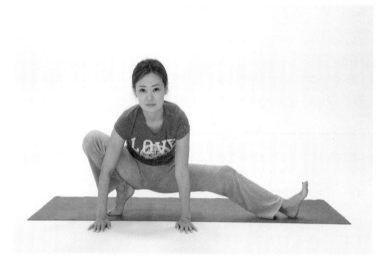

El estiramiento no será efectivo si tienes las dos rodillas
flexionadas.

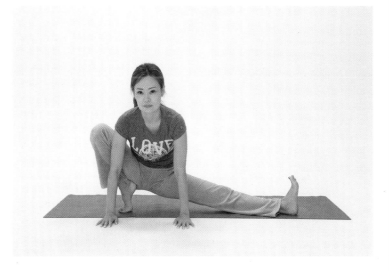

Si no tienes mucha elasticidad, no pasa nada si separas del suelo el talón de la pierna flexionada.

Cuando hayas terminado la primera semana, ¡intenta realizar un split para comprobar tus progresos!

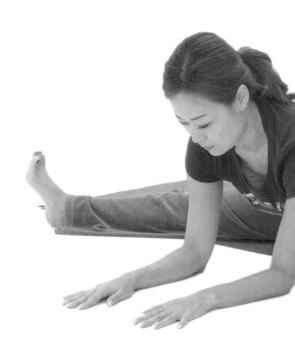

Siéntate y separa las piernas todo lo que puedas sin doblar las rodillas; luego, inclina la parte superior del cuerpo hacia delante. La meta es apoyar ambos codos en el suelo. Tener a alguien que te haga una fotografía cada día en la misma posición es una forma fácil de comprobar tu progreso. (También puedes intentar hacerte fotos tú mismo en un espejo.)

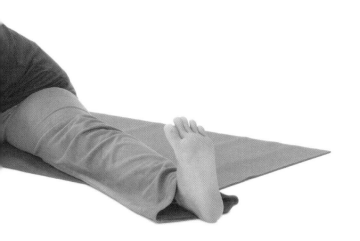

—¿Sabes, Tetsuya? —dijo Oba—. Esto no es muy difícil, pero sí bastante intenso.

—Estoy de acuerdo —señaló Umemoto—. Pero el hecho de que resulte intenso significa que está funcionando, ¿no es así?

—Tienes toda la razón, Ai —dijo Hori—. Ambos empezáis sin mucha elasticidad, así que la primera semana será particularmente intensa. Bueno, sigamos. Vamos a revisar los puntos principales.

Puntos clave y precauciones

- **Ropa** Ponte ropa holgada que facilite los movimientos. Los pantalones con cinturilla elástica son los mejores.

- **Localización** Es mejor que el suelo no sea demasiado duro. Utilizar una manta o una esterilla de yoga sería lo óptimo. No utilices la cama, porque resulta demasiado blanda.

- **Momento** El mejor momento es después de darse un baño o una ducha, ya que el cuerpo está caliente y más flexible.

- **Respiración** Exhala con un «aaa» mejor que con un «ooo», como si soltaras el exceso de calor atrapado en el interior del cuerpo.

Precauciones: Siempre que estires, ten cuidado de no forzar demasiado. Lesionarte es contraproducente. En lugar de forzarte hasta el límite, intenta llegar tan solo al 70 por ciento cuando estires. Al principio, todo el mundo suele exigirse demasiado porque todavía no puede hacer gran cosa, pero ten cuidado, porque también resulta fácil ir demasiado lejos cuando comienzas a ser flexible y a disfrutar de verdad con los estiramientos.

—¿Lo habéis entendido? —preguntó Hori—. Y una última cosa. Vuestro objetivo al final de las cuatro semanas es poder sentaros en el suelo con las piernas separadas e inclinar el tronco hacia delante de manera que ambos codos toquen el suelo. —Para hacer una demostración, realizó el split una vez más, separando las piernas al máximo, bajando el tronco sin esfuerzo y apoyando los dos codos en el suelo.

—Increíble, Tetsuya —dijo Oba—. Así que eso es lo que debemos intentar conseguir, ¿no?

—Exacto. Yo puedo apoyar el tronco completamente en el suelo y eso, generalmente, suele bastar para que la gente reconozca que sabes hacer splits.

—Desde luego —dijo Umemoto—. Tú te mueves con mucha suavidad, como si fueras un gimnasta.

—Gracias —replicó Hori—. Creo que ya es suficiente por hoy. Volveré para hablaros sobre los estiramientos de la segunda semana y demás en otro momento. ¿Alguna pregunta?

—Tetsuya —dijo Oba—, como puedes ver, he ganado un poco de peso. ¿Eso será un problema para hacer los splits?

—En absoluto —dijo Hori—. Eiko dice que hay que pensar en los luchadores de sumo. Todos realizan el entrenamiento para los *matawari*, que se parecen mucho a los splits a horcajadas, y la mayoría de ellos pesan mucho más de 90 kilos. En otras palabras, hacer los splits o tener flexibilidad no tiene nada que ver con cuánto peses o con lo gordas o delgadas que tengas las piernas.

Oba asintió con la cabeza.

—Está bien —dijo Hori con una enorme sonrisa—. Volveremos a vernos aquí dentro de una semana y comprobaremos los progresos que habéis hecho. Os deseo suerte a ambos. ¡Eso es todo por hoy!

—¡Vale! —exclamaron Oba y Umemoto al mismo tiempo, con una expresión que decía a las claras lo motivados que estaban.

UN COMIENZO DIFÍCIL

(Semana 1 de prácticas)

—¡No puedo creerlo! —Oba intentaba elevar la pierna hacia el techo, pero lo único que acabó elevando fue la voz.

Lo peor no era lo mucho que le dolía, sino comprobar lo rígido que se había vuelto su cuerpo.

El martes volvió a casa pronto después del trabajo y, tras una cena rápida y un baño, tendió una manta en el suelo para hacer el estiramiento con la toalla.

Oba pensó en la primera vez que vio a Hori: él tenía veintiún años y su viejo amigo acudió al campus en busca de personal. Se habían reunido en una cafetería cercana a la oficina, una que ya había cerrado, y por alguna razón pidió un cóctel de melón. Hori le había hablado alegremente sobre todo el trabajo que estaba realizando en aquel momento. Oba no se lo pensó dos veces y eligió la compañía como su primera opción.

Desde entonces, Hori siempre había sido una persona que iba unos pasos por delante, un mentor al que admiraba. Eso siempre le había parecido de lo más natural, algo que ni siquiera merecía la pena cuestionarse. Hasta ese momento, jamás se había parado a pensar por qué Hori era tan increíble, nunca había reflexionado sobre qué era lo que le permitía destacar siempre.

Quizá las cosas hubiesen sido diferentes si Hori y él hubiesen entrado a formar parte de la compañía al mismo tiempo, pero el hecho de que Hori fuera algo mayor (y se esperase que fuera también más competente), había impedido que se cuestionara las razones por las que su amigo era tan asombroso.

Ahora iba a experimentar por sí mismo lo que había hecho de su mentor un hombre genial. Esa era otra de las razones por las que Oba quería dominar los splits.

—¡Ay! ¡Uf!

Pero no iba a ser nada fácil. Aunque le habían enseñado cómo debía hacer los estiramientos, cuando empezó a realizarlos solo ya no estaba seguro de si los estaba haciendo bien. Su cuerpo todavía no había asimilado lo que había oído.

Estaba utilizando una larga toalla de baño para realizar el estiramiento con toalla. Había probado primero con una toalla de mano, pero era un salto demasiado grande para empezar. Después de cambiarla por una toalla de baño, se esforzó por averiguar hasta dónde podía estirar y acabó yendo demasiado lejos.

LOS ESTIRAMIENTOS COMO LOS SPLITS PUEDEN PREVENIR LESIONES

Al realizar los splits estás incrementando la fuerza muscular, la flexibilidad y el rango de movimiento. Diversos estudios han demostrado que los estiramientos de la parte inferior del cuerpo incrementan de manera significativa el rango de movimiento en otras zonas del cuerpo, como el tronco y los hombros.[9]

Las personas que no realizan mucho ejercicio (o nada en absoluto) son más propensas a las lesiones. Sus cuerpos rígidos no están acostumbrados ni se sienten cómodos con los movimientos desconocidos que pueden producirse cuando el cuerpo experimenta movimientos inesperados o accidentales, como los que se dan en un tropezón o una caída. Cuando haces splits, estás familiarizando tu cuerpo con un amplio rango de movimientos poco comunes, lo que te ayuda a prevenir lesiones y puede incluso acelerar la recuperación en caso de que ya se hayan producido.[10] (Consulta la página 92 si quieres más información sobre los efectos negativos del estilo de vida sedentario.)

Incluso si realizas ejercicio con frecuencia, puedes beneficiarte de la práctica de los splits.

Los estiramientos previenen lesiones relacionadas con el ejercicio, mejoran el rendimiento físico[11] y reducen el dolor muscular después del entrenamiento.[12]

A continuación probó con el estiramiento de sumo, pero no pudo bajar el trasero ni un centímetro. Jamás habría imaginado que llegaría a sentir un nuevo respeto por los luchadores de sumo que veía en la televisión.

—Oye, papá... ¿qué estás haciendo? ¿Sumo? —De camino a la cama, Tsubasa lo observó con curiosidad. No se le había pasado por alto el súbito cambio que había experimentado su padre—. ¡Yo también quiero jugar!

Siguiendo el ejemplo de Oba, empezó a realizar el estiramiento de sumo. Pudo bajar el trasero mucho más que Oba. El cuerpo de los niños era mucho más flexible.

—Buenas noches, papá —añadió—. No te hagas daño esta vez, ¿vale?

Las palabras de su hijo le escocieron. «¡Uno de estos días te enseñaré unos regates alucinantes!» Pero la verdad era que, en su situación actual, resultaba bastante patético. ¿De verdad serviría eso para ayudarlo a hacer los splits?

Una hora después, Umemoto, que había regresado a casa algo más tarde de lo esperado por quedarse revisando la presentación para Hori, cenó y se dio un baño. Luego sacó la esterilla de yoga del fondo del armario, donde llevaba guardada bastante tiempo.

Jamás habría imaginado que aquella esterilla de yoga tan cara le resultara útil algún día. Deseando meterse en el papel, había gastado un montón de dinero cuando empezó con las clases de yoga, las mismas que acabó abandonando tras unas cuantas sesiones.

En el estiramiento con toalla no era capaz siquiera de colocar las piernas en un ángulo de cuarenta y cinco grados. En el estiramiento de sumo, no solo no podía bajar el trasero, sino que, además, la falta de ejercicio diario hacía que le temblaran las piernas un montón. Algo dentro de ella le decía que aquello era importante para estirar, pero resultaba difícil mostrar una actitud positiva cuando se sentía tan miserable y asustada.

Lo cierto era que no creía que se estuviera acercando lo más mínimo al objetivo final. Siempre había sabido que no tenía mucha elasticidad, pero jamás pensó que tenía tan poca. Umemoto se sentía fatal. Le resultaba difícil recordar por qué quería aprender a hacer los splits.

A ella le parecía difícil viviendo sola, pero supuso que lo sería aún más para Oba. ¿Y si su familia se reía de él al ver que de pronto empezaba con los estiramientos?

Al día siguiente, Umemoto fue enseguida a buscar a Oba y le preguntó cómo le habían ido las cosas.

—Makoto —le dijo—. ¿Qué tal te fue?

—Resumiendo: fatal —respondió él—. Mi hijo empezó a imitarme y mi mujer se rio de mí.

—Imaginé que podría pasar algo así. ¿Crees de verdad que alguna vez llegaremos a estar cerca de hacer los splits? Hasta ahora, todo esto no parece otra cosa que una especie de austero ritual religioso.

Hori los vio charlando y se acercó con una sonrisa.

—Hola a los dos. Nada de charlas sobre asuntos personales en horario laboral.

—Tetsuya —dijo Oba—, ¿cómo sabías de qué estábamos hablando?

—Bueno —contestó Hori—. Lo tenéis escrito en la cara: «Ya he tenido suficiente».

—Vaya... Nos ha leído el pensamiento, ¿verdad, Makoto? —La confianza que Umemoto había demostrado en la sala de reuniones el lunes anterior había desaparecido.

—Estoy casi seguro de que ya os lo he comentado antes —dijo Hori—, pero os repito que lo más difícil es el comienzo. ¿Por qué no os concentráis tan solo en superar esta fase, en seguir el programa todos los días?

—Supongo que tienes razón —dijo Umemoto—. Pero resulta duro seguir cuando tienes la sensación de que no te acercas para nada al objetivo.

—Entiendo —dijo Hori—. ¿Sabéis? Existen varias formas de comprobar vuestros progresos. Por ejemplo, podéis utilizar la inclinación hacia delante que realizamos el primer día para comprobar si vuestro cuerpo se está volviendo más flexible, o hacer lo mismo con la inclinación hacia delante desde la posición sentada, ese ejercicio en el que se echa el tronco hacia delante para intentar sujetar los tobillos. Puede que parezca un poco cutre, pero podéis incluso pegar una regla a la pared con cinta adhesiva, medir vuestros resultados cada día y apuntar los números en un gráfico para visualizar vuestro progreso. A ti se te dan bien esas cosas, ¿no es verdad, Ai?

—Sí, se me dan bien —respondió ella.

—Tampoco sería una mala idea utilizar vuestro teléfono móvil para grabaros —añadió Hori—. Si siempre realizáis los estiramientos en el mismo lugar y colocáis el móvil en la misma posición, podréis observar vuestros avances en cuestión de flexibilidad de un día para otro. Makoto, seguro que tú tienes una videocámara por ahí para grabar los partidos de fútbol de tu hijo, ¿a que sí?

—Sí, la tengo.

—Es importante utilizar herramientas que nos permitan visualizar nuestros progresos y conservar la motivación. Cuando te conviertes en un hombre de negocios, no se dan muchas oportunidades para experimentar físicamente lo difícil que es seguir con algo. ¿No deberíamos sentirnos agradecidos por tener esa oportunidad?

Así era su mentor. Oba recordó de nuevo el magnífico líder que era Hori.

—Por cierto, esto me recuerda una cosa —dijo Hori—. Quería contaros que Eiko vendrá a Tokio el próximo lunes para dar una charla. He pensado en llevarla a comer para darle las gracias por todo lo que hizo por mí y me preguntaba si a vosotros os gustaría venir a conocerla.

—Vaya —dijo Umemoto—. ¡Eso sería genial!

—¿De verdad? —preguntó Oba—. ¿Crees que podríamos aprender algunos trucos directamente de la fuente?

—Podría ser —respondió Hori—. Le diré que pase por la oficina. No olvidéis traer ropa para cambiaros.

REUNIÓN CON LA REINA DE LOS SPLITS

(Explicación de la Semana 2)

El lunes siguiente todos acudieron a la sala de reuniones, tal y como prometieron, para evaluar los resultados de Oba y Umemoto después de la primera semana. Estaba claro que ambos eran capaces de llegar más lejos que la semana anterior.

—Está bien —dijo Hori—. Habéis superado la parte más difícil: ¡la primera semana! Habéis hecho verdaderos progresos hacia vuestro objetivo, que son los splits. Seguid trabajando así de bien.

Oba y Umemoto sonrieron de oreja a oreja, pero a Oba le encantaron los comentarios de Hori por otra razón adicional. A su mentor siempre se le habían dado bien los elogios, y Oba sabía que Hori estaba exagerando un poco a propósito. Sin embargo, lo hacía con tanta calidez que no resultaba obvio.

Oba se alegraba de que Hori hubiera vuelto a Tokio, y también de estar intentando superar, por insólito que fuera, su falta de flexibilidad. Le encantaba tener a su querido mentor cerca otra vez.

El móvil de Hori empezó a sonar. Eiko había llegado al mostrador de recepción. Oba y Umemoto, que ya se habían cambiado de ropa, se quedaron en la sala de reuniones mientras Hori iba a buscarla.

—Makoto —dijo Umemoto—, al director Hori se le da muy bien animar a la gente, ¿verdad? Lo que quiero decir es que después de hablar con él siento unas ganas enormes de trabajar más duro.

—Sé a qué te refieres —replicó Oba—. Siempre ha sido así.

Hori y Eiko entraron en la estancia. A Oba y a Umemoto les dio la impresión de que Eiko era aún más delgada de lo que parecía en su popular vídeo.

—Me alegro mucho de conoceros —dijo la mujer—. Parece que sois los dos alumnos favoritos de Tetsuya.

—Hola, yo soy Makoto. Muchas gracias por ayudarnos esta noche.

—Y yo soy Ai. ¡Está muy delgada, Eiko!

—Bueno, muchas gracias —dijo Eiko—. Si tuviera sobrepeso, nadie me creería cuando afirmo que los splits colaboran con la dieta. La verdad es que me encanta comer.

Hori le explicó lo que Oba y Umemoto habían hecho hasta ese momento y le pidió que les diera algún consejo. Eiko comenzó a explicarles los fundamentos de los estiramientos.

—¿Sabéis? —empezó—. La falta de elasticidad y la incapacidad para hacer los splits no son más que una cuestión de tensión en las articulaciones de la cadera y en los músculos que las rodean. Los estiramientos que habéis estado haciendo durante la primera semana están diseñados para aflojar esa zona. Son bastante intensos, ¿verdad?

—Sí —dijo Oba—. Si le digo la verdad, pensé que iban a acabar conmigo.

—Yo no he logrado acostumbrarme —añadió Umemoto—. Y he estado a punto de rendirme.

—Sé cómo os sentís —dijo Eiko—. Ahora doy clases como si fuera una experta, pero antes tenía muy poca elasticidad. Me convertí en instructora sin ser realmente muy flexible.

—Resulta difícil de creer, ¿no es así? —dijo Hori—. Pero es la verdad. Escuchad, puesto que Eiko está aquí, ¿por qué no le pedimos que nos muestre cómo es un verdadero split?

A petición de Hori, Eiko terminó de cambiarse de ropa y les enseñó los splits que realiza una profesional.

—¡Increíble! —dijo Oba—. Parece de otro mundo.

—Es muy hermoso —señaló Umemoto—. Parece tan elegante... Casi como un pájaro.

Cuando los dos terminaron con los halagos y los suspiros, Eiko se puso en pie y empezó a hablar.

—Hacer los splits puede resultar algo hermoso e impresionante, pero lo más importante es que tiene muchos beneficios. Estoy segura de que Tetsuya os ha hablado de ellos, ¿no es así?

—Sí —dijo Hori—. Les hablé de lo más importante, pero ¿por qué no se los describes tú con más detalle, por favor?

—El primero —dijo Eiko— es que colaboran con la dieta. Practicar los estiramientos que se realizan para poder hacer los splits consigue aflojar el cuerpo, lo que eleva la velocidad del metabolismo basal y mejora la circulación. Incluso se puede esperar un efecto antienvejecimiento. No tenéis más que mirar a Tetsuya.

—Vaya... Así que los splits son tu secreto para no envejecer —dijo Oba, que parecía convencido.

—Ai —dijo Eiko—, ¿alguna vez has padecido hipersensibilidad al frío?

—Sí. Durante el invierno siempre, por supuesto, pero el aire acondicionado aquí en la oficina está también bastante fuerte durante el verano. ¿No es verdad, Makoto?

—La mejora en la circulación disminuye la hipersensibilidad al frío —dijo Eiko—, así que es posible que este verano no tengas que discutir con Makoto sobre la temperatura adecuada.

—Y como además perderé peso al mismo tiempo —dijo Oba con una sonrisa—, estoy seguro de que no me importará subir un poco la temperatura.

—Otro de los beneficios —continuó Eiko— es la prevención de lesiones. Cuanto más flexible es una persona, menos probable es que se lesione haciendo deporte. Unas rodillas o caderas rígidas pueden provocar tirones y esguinces musculares en los muslos.

—Oye, Makoto —dijo Umemoto—. Es posible que eso fuera lo que te ocurrió a ti.

—Es verdad —dijo él—. El otro día estaba jugando al fútbol con mi hijo y en cuanto empecé a tomármelo un poco en serio me caí al suelo.

—Cuando estés más cerca de realizar los splits —dijo Eiko—, seguro que verás cómo mejoran las cosas. Además, como mujer, Ai, tú serás quien más se beneficie de los splits.

—¿En serio?

—La mejora de la circulación reduce la hinchazón de las piernas y las endurece; además, recolocar las caderas en su lugar ayuda a mejorar las piernas arqueadas y las rodillas valgas. Ser más flexible también corrige cualquier desalineación y asegura que la columna se asiente correctamente sobre la pelvis. Eso proporciona equilibrio a la parte superior del cuerpo, lo que a su vez consigue que tu cuerpo sea más estable y que el vientre se endurezca.

—¡Genial! —exclamó Umemoto—. ¡Eso es maravilloso! —Luego, en voz baja, añadió ya con más confianza—: Si te digo la verdad, yo tengo las piernas un poco arqueadas.

—En ese caso —dijo Eiko—, el estiramiento de sumo te será especialmente beneficioso. Ese estiramiento se ideó inicialmente para la prevención de lesiones, pero también es la razón por la que jamás verás a un luchador de sumo con las piernas arqueadas.

—Tienes razón —interrumpió Oba—. Nunca he visto a un luchador de sumo con las piernas arqueadas.

—Cuando las articulaciones de la cadera se aflojan, también se alarga la zancada, algo que le viene fenomenal a la gente que corre —dijo Eiko—. Ah, y también te puede ayudar a evitar las caídas, Makoto.

—Ahí me has pillado —dijo él—. Me alegro mucho de no haberme hecho daño la semana pasada.

—Estáis aprendiendo un montón, ¿verdad? —preguntó Hori con expresión satisfecha—. Eiko, ¿podrías explicarles por qué estás tan segura de que casi cualquier persona puede hacer los splits?

—Por supuesto que sí —contestó ella—. La razón más sencilla es que casi todo el mundo puede hacer los splits de pequeño. Y con todo el mundo me refiero también a ti, Makoto, y a ti, Ai.

—¿En serio? —preguntó Umemoto—. Nunca se me han dado bien los deportes y no recuerdo haber hecho nada parecido.

—Es normal —dijo Eiko—. Fue mucho antes de lo que puedes recordar. Todos los bebés humanos nacen con articulaciones pélvicas que pueden rotar trescientos sesenta grados. Ya sabéis lo flexibles que son los bebés, ¿verdad?

—Tienes razón —dijo Oba—. Mi hijo Tsubasa era tan flexible que solía dormir con las piernas extendidas hacia los lados, como una rana.

—Sin embargo, a los tres años —continuó Eiko—, las articulaciones que no se movilizan y los músculos que las rodean empiezan a volverse más rígidos. Para caminar y correr, las articulaciones de la cadera no necesitan rotarse por completo, así que su rango de movimiento disminuye. Esta tendencia es particularmente intensa en la gente como vosotros, que mantiene la misma postura durante gran parte de sus horas de trabajo. Permanecer sentado, conducir o trabajar frente a un ordenador continuamente no solo provoca dolores; además, hace que las articulaciones se vuelvan más rígidas. En otras palabras: en el instante en que vuestro cuerpo deja de moverse, comienza a volverse rígido. Y lo mismo puede decirse de todas las demás articulaciones.

—Pero, Eiko... —dijo Umemoto—, hay algunas personas que son naturalmente más flexibles que otras, ¿no es así?

—Sí. Las articulaciones de todo el mundo se vuelven más rígidas con el tiempo, pero la rapidez con que lo hacen varía entre las diferentes personas y hay algunas cuyas articulaciones conservan la flexibilidad aunque no realicen ningún tipo de ejercicio. La gente así es capaz de hacer los splits sin estirar apenas. Pero las personas con poca flexibilidad no deben preocuparse. Todos somos flexibles de bebés, y la gente sin elasticidad solo tiene que esforzarse un poco más para recuperar la agilidad de su cuerpo.

¡EVITA LOS TEMIDOS PROBLEMAS DEL SEDENTARISMO CON LOS SPLITS!

«Sedentarismo» es un término acuñado recientemente por la comunidad científica para englobar las distintas enfermedades causadas por pasar largos períodos sentado, como en los trabajos de oficina, y luego llegar a casa para tumbarse en el sofá. No es ningún secreto que el estilo de vida sedentario puede volver rígidas las caderas. Y esto no solo resulta incómodo, sino que además puede provocar lesiones e incluso discapacidad. Los estiramientos son una forma ideal de fortalecer estas partes del cuerpo tan importantes. «Unas caderas fuertes son algo crucial en casi todas las actividades de la vida, como por ejemplo caminar», asegura Robert Turner, entrenador físico y especialista ortopédico y supervisor clínico del Centro de terapia espinal del Hospital asociado de Weill-Cornell de Cirugía especial, en un artículo para *Women's Nutrition Connection*. «Las caderas transfieren las fuerzas que inciden en la parte superior del cuerpo hacia el suelo, y desde las piernas de nuevo hacia el tronco mientras te mueves», explica Turner.

«Unas caderas débiles dificultan esa transferencia, lo que desconecta la parte superior del cuerpo de la inferior.» Añade además que esto afecta «a la marcha, a la postura y a la resistencia». Pero los estiramientos son una solución viable que consigue no solo una mayor flexibilidad con movimientos libres y sin esfuerzo, sino también una mejor calidad de vida.[13]

De pronto, Oba decidió hacerle la pregunta que le rondaba por la cabeza.

—Hace mucho que conozco a Tetsuya y ahora noto una nueva ligereza en su forma de moverse. Tú eres su secreto, ¿verdad, Eiko?

—Bueno, lo cierto es que Tetsuya trabajó muy duro —dijo Eiko—. Cuando tu cuerpo comienza a ser más ágil, es natural que te muevas de forma más

hermosa. Resulta más fácil pasar por encima de las cosas, agacharse, ponerse en pie, recoger algo. Es probable que no haya mucha gente que em-
piece con ese objetivo, pero es uno de los agradables efectos colaterales de
hacer los splits.

—Oye, he hecho la reserva para las ocho en punto —dijo Hori tras echar un
vistazo al reloj—. Podemos seguir con la conversación en el restaurante,
pero ¿podrías enseñarles el estiramiento en la pared antes de irnos?

—Claro —dijo Eiko.

EL BAMBÚ QUE SE DOBLA ES MÁS FUERTE QUE EL ROBLE QUE RESISTE.

PROVERBIO JAPONÉS

SEMANA

2

ESTIRAMIENTO EN LA PARED

Para el estiramiento de esta semana utiliza una pared que te permita acercarte a los splits. Puesto que la pared soporta el peso de las piernas, puedes incrementar la intensidad sin doblar las rodillas y sin forzarte demasiado.

ESTIRAMIENTOS BÁSICOS DIARIOS

1 Estiramiento con toalla

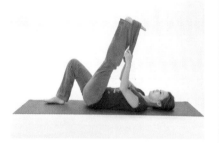

2 Estiramiento de sumo

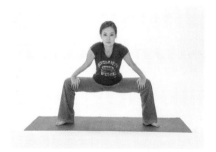

3 Estiramiento en la pared

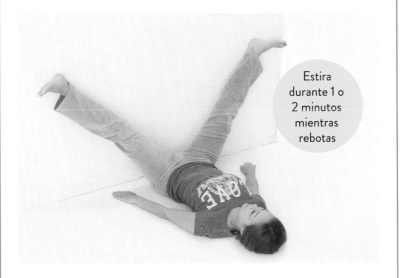

Estira
durante 1 o
2 minutos
mientras
rebotas

1. Coloca el trasero contra la pared, extiende las piernas hacia el techo y luego sepáralas.

2. Apoya las piernas en la pared, sepáralas tanto como puedas sin doblar las rodillas ni forzar demasiado, y estira durante 1 o 2 minutos mientras rebotas con las piernas.

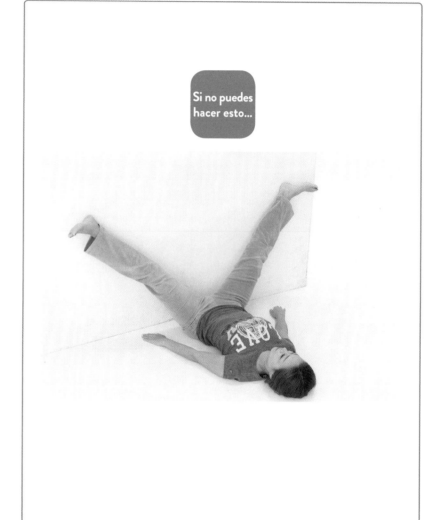

Si no puedes
hacer esto...

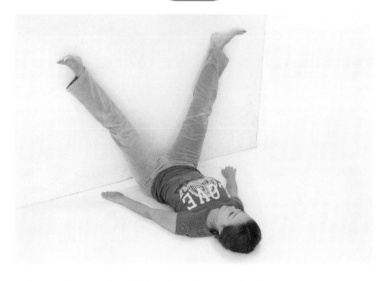

Ajusta la intensidad del estiramiento variando la apertura de las piernas y la distancia entre tu trasero y la pared. Si este estiramiento te resulta difícil, estira solo hasta donde puedas.

Cuando acabes la segunda semana, ¡intenta hacer un split para comprobar tus progresos!

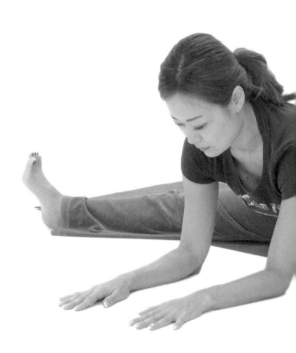

Siéntate y separa las piernas todo lo que puedas sin doblar las rodillas; luego, inclina la parte superior del cuerpo hacia delante. El objetivo final es apoyar ambos codos en el suelo. Tener a alguien que te haga una fotografía cada día en la misma posición es una forma fácil de seguir tu progreso. (También puedes intentar hacerte fotos tú mismo en un espejo.)

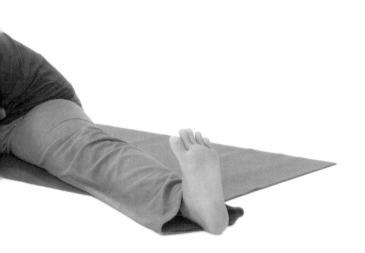

Los cuatro llegaron a un restaurante cerca de la oficina al que Hori solía ir antes a menudo. Oba también conocía al chef. Durante la cena y las bebidas, la conversación sobre los splits siguió su curso, y Umemoto fue una participante especialmente entusiasta.

—Eiko —dijo—, no puedo evitar ponerme nerviosa al pensar que podría pasarme de la raya cuando hago los estiramientos. ¿Qué me aconsejas?

—No es bueno forzarse demasiado. En una ocasión, cuando estaba haciendo yoga, estiré demasiado y me lesioné, y te aseguro que el sobreestiramiento es totalmente contraproducente. Lo que se pretende es estar más sano, ¿no? Así que es algo bueno tener un poco de miedo; es una señal de que has llegado bastante lejos y no debes ir más allá.

—Ya veo —dijo Umemoto—. Pero, ¿cómo sabré que estoy estirando lo debido?

—Lo primero que hay que hacer —replicó Eiko— es asegurarse de realizar un calentamiento adecuado. En mi programa de cuatro semanas, el estiramiento con la toalla y el estiramiento de sumo sirven en realidad como calentamiento.

—¡Ah! —exclamó Umemoto—. Eso tiene sentido.

Oba se inclinó hacia delante para escuchar con más atención. Cuanto mejor conocía programa, más motivado se sentía.

—Lo más importante es saber —dijo Eiko— que si el cien por cien representa el máximo que puedes estirar, siempre deberías detenerte en lo que sientes que sería el setenta por ciento. Ese es más o menos el punto en el que el estiramiento empieza a provocar un «dolor agradable». Ir más allá es forzarse. Si cuando estiras tienes que contener el aliento, malo.

—Eiko —dijo Umemoto—, ya que hablas de respiración... El director Hori dijo que deberíamos exhalar con un «aaa» y no con un «ooo». ¿A qué se debe?

—Se debe a que eso ayuda a expulsar el calor. Si exhalas el aire con un sonido «ooo» o «shoo», tu aliento sale frío, pero si exhalas con un «aaa», el aire está caliente, ¿no es así? Probadlo.

Todo el mundo exhaló con un «aaa».

—¡Oye, tienes razón!

—Ahora que lo pienso, en invierno, cuando hace frío, nadie intenta calentarse las manos exhalando con un «ooo». Siempre se hace con un «aaa», ¿a que sí?

—Es cierto —dijo Eiko—. En el mundo del yoga, eso se llama Aliento de Fuego. Puedes incrementar tu flexibilidad de manera efectiva sin lesionarte exhalando con un «aaa».

—Vale —dijo Umemoto—. Nada de «ooo». Solo «aaa». Nada de «ooo». Solo «aaa». —A fin de asimilarla, repitió la frase tantas veces que a los demás les hizo gracia.

Hori pidió a Eiko que continuara.

—Tú sueles sugerir que se hagan rebotes durante el estiramiento. Se trata de otra técnica básica, ¿no es así?

—Sí, así es —respondió Eiko—. Es mejor rebotar un poco. Eso estimula todo el músculo, relajando a la vez que se estira de un modo que resulta agradable. Rebotar también previene que estires demasiado, así que ayuda a evitar lesiones. En mi programa de cuatro semanas, los dos estiramientos básicos (el estiramiento con la toalla y el estiramiento de sumo), así como el estiramiento de la cara interna del muslo en la primera semana y el estiramiento en la puerta durante la cuarta, son más efectivos si los haces con pequeños rebotes.

El tiempo pasó rápidamente mientras el grupo disfrutaba de la deliciosa comida, pero la conversación no dio señales de decaer. Oba decidió preguntar algo que le había estado rondando por la cabeza.

—Eiko —dijo—, si te digo la verdad, algunas veces me preocupa no llegar a ser capaz de hacer los splits. Sé que es algo bastante impreciso, pero ¿podrías darme algún consejo?

—Eso es normal —dijo Eiko—. Yo misma he pasado por ello, así que sé muy bien a qué te refieres. Veamos. He enseñado a mucha gente, y supongo que la razón principal por la que las personas se rinden es porque empiezan a considerarlo una obligación, una tarea. El problema en realidad no está relacionado con los aspectos técnicos de los estiramientos ni con los splits. Es más una cuestión de actitud.

—Entiendo —dijo Oba—. Tetsuya dijo que es una cuestión de intentarlo o no.

—Después de todo —añadió Eiko—, una de mis alumnas ha aprendido a hacer un split completo con setenta y dos años.

—¿En serio? —preguntaron Oba y Umemoto a la vez.

—En serio —respondió Eiko—. Es cierto que existen algunas variaciones individuales, pero la mayoría de las personas que están decididas a hacerlo consiguen hacer los splits en un mes, y todo el mundo puede conseguirlo si le dedica un poco más de tiempo. No es necesario haber sido un gimnasta ni haber asistido a clases de ballet. Los splits recompensan a aquellos que no se rinden. ¡Os lo garantizo!

Oba y Umemoto se sintieron muy animados por sus palabras.

—¿Sabéis una cosa? —preguntó Eiko—. Creo que el hecho de poder hacer los splits es algo más grande que los splits en sí mismos. Es una cuestión de tener éxito en algo que estás resuelto a hacer, de poder decidir por ti mismo el curso de tu vida.

Hori asintió con la cabeza.

—Incluso aunque no está directamente relacionado —continuó Eiko—, creo que los splits son una manera muy efectiva de desarrollar una mentalidad positiva, de sentir que puedes hacer cualquier cosa. No tengo ninguna evidencia de esto, por supuesto, pero estoy bastante segura de que Tetsuya sabe a qué me refiero.

—Desde luego que sí —dijo Hori—. Esa es la razón por la que quería que estos dos lo experimentaran también. Eiko, espero que continúes compartiendo tus consejos con ellos.

Eiko les dio una serie de consejos para no desviarse del programa y no rendirse:

- Que incluso cuando estuvieran muy ocupados, debían asegurarse de estirar durante al menos un minuto.

- Que si andaban muy cortos de tiempo, debían dar prioridad al estiramiento de sumo.

- Que aunque no vieran progresos un día determinado, debían intentar al menos mantener los resultados del día anterior para evitar ir hacia atrás.

- Que aunque lo ideal era establecer objetivos claros y alcanzarlos uno a uno, en el mundo real lo más importante era encontrar una manera de no perder la motivación, aunque las cosas se pusieran difíciles.

- Que era importante mantener un ritmo constante y no apresurarse cuando se sintieran bien.

- Que el enfoque se parecía un montón al que se utilizaba con las dietas exitosas.

Eiko también les dijo que la idea de que beber alcohol suelta el cuerpo no era más que una leyenda urbana y que no tenía ninguna base real. Hori y Oba recordaron haber oído que los artistas de circo se mantenían flexibles bebiendo vinagre, otra leyenda urbana que parecía haber desaparecido antes de la época de Umemoto.

Antes de que la noche terminara, Eiko les dijo otra cosa de lo más interesante.

—Cuando hago los splits, a veces me siento tan bien que no me importa que me duela, o me relajo tanto que me parece que podría quedarme dormida. Es una especie de subidón, y la verdad es que sienta muy bien.

—¿En serio? —Tanto a Oba como a Umemoto les parecía difícil creerlo, lo que no resultaba muy sorprendente, ya que ambos habían encontrado el programa bastante duro hasta el momento.

—Yo lo llamo el «subidón de los splits» —dijo Eiko—. Ya sabéis, como la euforia que sienten un corredor o un escalador. Estoy segura de que es lo mismo que ocurre con los splits. Ese es el motivo por el que siempre que me preocupo o tengo algo en lo que pensar, hago splits.

—Sé a qué te refieres —dijo Hori, que parecía reconocer la sensación—. Te despejan la cabeza y abren el camino para las buenas ideas. Por eso quiero que vosotros dos averigüéis lo que se siente. Hacer estiramientos y splits no es solo agonía, ¿sabéis? Solo son tres semanas más… ¡No lo dejéis!

SEGUIR ES DURO

(Semana 2 de prácticas)

—Esto no está bien, Umemoto. Habría resultado realmente humillante si no lo hubiéramos descubierto a tiempo. Pero es que no lo entiendo. Tú no sueles cometer errores descuidados como este.

Umemoto se sintió fatal al recibir la reprimenda de su superior inmediato. Siempre se había enorgullecido de realizar un trabajo impecable, y no estaba acostumbrada a que le llamaran la atención por cometer errores.

Umemoto y Oba estaban en el mismo departamento, pero en secciones diferentes. El director de la sección de Umemoto le había pedido que analizara a un nuevo cliente y preparara la documentación necesaria para una propuesta, pero se trataba de un campo que ella no había investigado previamente y le había llevado más tiempo del que esperaba. Surgieron algunos problemas con un cliente previo, se quedó sin tiempo y pasó por alto algunas cosas en las revisiones finales.

Y eso no era todo. Sin querer, había escrito mal uno de los números de las tablas, lo que había llevado a conclusiones erróneas y a una propuesta que estaba completamente fuera de lugar. Por suerte para la compañía, su director había descubierto el error antes de que saliera.

Umemoto sabía cuál era el problema. Cierto que había tenido muchísimo trabajo, pero se había esforzado por sacar tiempo para hacer los estiramientos de los splits. Teniendo en cuenta lo mucho que deseaba ser como Hori, y lo en serio que se estaba tomando las cosas Oba (quien siempre había cuidado de ella), no estaba dispuesta a tirar la toalla.

Siguiendo las enseñanzas y consejos de Eiko, se había asegurado de hacer siempre al menos el estiramiento de sumo, sin importar lo agotada que estuviera. Aun así, con tantas cosas nuevas ocurriendo a la vez, había cometido el tipo de error que no podía perdonarse. Umemoto perdió por completo la confianza en sí misma.

Para Oba, la reorganización del personal y las nuevas responsabilidades dieron como resultado una sucesión de compromisos inevitables con colegas y clientes después del trabajo, así que había acabado saliendo y bebiendo un montón. Nunca le había gustado mucho beber, pero su puesto en el trabajo requería que les siguiera el ritmo a los demás. Ponerse al día en su nuevo papel le impidió despejar el trabajo de su escritorio y le restó tiempo para presentar los informes de sus antiguas obligaciones, así que, incluso en los días en que esperaba regresar pronto a casa, le costaba un montón alejarse de la oficina.

El viernes estuvo a punto de perder el último tren que salía de la estación, y luego hubo un accidente en la línea que retrasó el servicio. Llegó a casa tan tarde que esa noche se saltó los estiramientos y se quedó dormido casi sin darse cuenta.

En realidad, justo antes de dormirse, había sido consciente por un momento de que no iba a hacer los estiramientos.

Ojalá se pareciera más a Hori.

Ojalá pudiera comportarse con esa serenidad, tanto en el trabajo como en su vida privada.

Seguro que su mujer y Tsubasa se sorprenderían si conseguía hacer los splits.

Quizá pudiera volver al equipo de fútbol y jugar con Tsubasa todo lo que quisiera.

Oba no creía que aspirar a todas esas cosas fuera pedir demasiado. Estaba seguro de que Hori podría hacerlas sin despeinarse siquiera.

Fue la impaciencia lo que lo impulsó a estirar más de lo necesario. El día antes, mientras separaba las piernas para hacer el estiramiento en la pared, se había sentido tan complacido al ver que le resultaba mucho más fácil hacerlo que el lunes anterior, que había acabado estirando demasiado.

Creyó que se mantenía dentro de sus límites, con las piernas apoyadas en la pared, pero la falta de atención, la disminución de la fuerza muscular y la gravedad se combinaron de repente para separar sus piernas a un 110 por ciento.

—¡Ayy!

Dio tal alarido que su esposa se despertó sobresaltada.

A fin de que Oba y Umemoto pudieran mantenerse en contacto con Eiko en Osaka, Hori había creado un grupo online para ellos cuatro. El día siguiente, el sábado, Eiko le envió a Umemoto el siguiente consejo:

> Hola, Ai. Parece que has tenido una semana muy dura en el trabajo. El motivo por el que debes realizar los estiramientos todos los días no es presionarte más allá de lo razonable. No serás capaz de seguir con los splits si te presionas tanto que interfieran en tu trabajo y en tu vida. Son como la dieta: si reduces tanto lo que bebes y comes que estás demasiado débil para ir a trabajar, lo pierdes todo. Realizar los estiramientos todos los días es una manera de desarrollar el autocontrol necesario para no perder el ritmo.

También le envió un mensaje a Oba:

> Makoto, has tenido una semana difícil en el trabajo, ¿verdad? ¿Cómo te sientes? Lo ideal es estirar después de darte un baño y antes de irte a la cama, pero cuando surgen cosas, o has estado bebiendo por ahí y resulta imposible, lo mejor es irse a dormir y estirar al levantarse. No hay razón para presionarte tanto que acabes lesionándote.

> Deja que te dé un consejo, por si acaso te haces daño. A menos que estés lesionado de verdad, resulta contraproducente dejar los estiramientos a causa de un pequeño dolor. Sigue con ellos todos los días, estirando solo al 60 por ciento. La mejora de la circulación debería ayudarte a sanar más rápido, mientras que dejar los estiramientos por el dolor enlentecería a la larga tu recuperación. Pase lo que pase, no te excedas.

Hori se quedó impresionado con el compasivo consejo de Eiko, y supo que lo único que podía hacer era intentar animarlos él también:

> ¡Los dos lo estáis haciendo genial! Últimamente he estado muy ocupado y siento no haber tenido tiempo para ayudaros más con el trabajo o con los splits. Sin embargo, me aseguraré de dejar libre la tarde del lunes para que podáis ponerme al día.

Eiko envió otro mensaje para darles un poco más de apoyo:

Todo esto me recuerda a la época en la que Tetsuya trabajaba duro con los splits, hace un par de años. Siempre se esforzaba mucho, tanto en casa como en las clases de yoga, aunque yo sabía que tenía otras cosas importantes en mente. Había veces en las que estaba tan cargado de trabajo que no podía venir al estudio, pero nunca ponía excusas y siempre regresaba.

Siempre mantenía una actitud positiva, y parecía concentrarse solo en lo que necesitaba hacer en una situación dada para conseguir los mejores resultados. Los demás alumnos y yo nos convertimos en auténticos fans suyos y siempre intentábamos apoyarlo en lo posible.

Aquella era una faceta de Hori en Osaka que Oba y Umemoto nunca habían visto.

Ahora que ya se sentía algo más cómoda, Umemoto escribió:

Eiko, no le he dicho al director Hori que iba a preguntar esto, pero ¿era muy popular en tu academia? La mayoría de tus alumnos son mujeres, ¿no?

Eiko respondió:

Bueno, todo el mundo lo respetaba un montón. Casi lo idolatraban, la verdad. Cuando regresó a Tokio, todos fuimos a la estación de Shin Osaka para despedirnos.

Oba empezó a sentirse lo bastante animado como para participar en la conversación.

¿En serio? Vaya, Tetsuya, ¡quizá te confundieran con un famoso!

Agradecido por todo lo que había hecho Eiko, Hori respondió con confianza:

Asombroso, ¿eh? Me sentí realmente como si fuera una estrella. ¡Y vosotros dos también seréis estrellas muy pronto!

LOS ESTIRAMIENTOS TONIFICAN TUS PIERNAS Y DISMINUYEN LA HINCHAZÓN

Cuando utilizas el peso de tu cuerpo como resistencia, incrementas la masa muscular que acelera tu metabolismo. Los estiramientos aumentan la fuerza, la resistencia muscular y la flexibilidad, cualidades que contribuyen al acondicionamiento físico.[14]

Además, los estiramientos han demostrado mejorar sustancialmente la circulación.[15] Los músculos tensos e inflexibles pueden dificultar la circulación sanguínea, lo que origina hinchazón y hace que los músculos estén aún más rígidos. Con estiramientos regulares, mejoras el flujo sanguíneo y la circulación y reduces la hinchazón dolorosa.[16]

¿CÓMO VAS A CONSEGUIR ALGO EN LA VIDA SI NI SIQUIERA PUEDES HACER SPLITS?

(Explicación de la Semana 3)

Llegó la tarde del lunes una vez más. Había llegado el momento de que Oba y Umemoto intentaran realizar la inclinación hacia delante desde la posición erguida y los splits, después de completar los estiramientos en la pared de la segunda semana. Preocupada por su progreso, Eiko revisó sus avances gracias a un vídeo enviado a través de su grupo online.

—¿Qué tal, Makoto? —preguntó Hori—. ¿Todavía te duele? No pasa nada si te tomas las cosas con más calma.

Oba había seguido los consejos de Eiko y había suavizado los estiramientos del sábado y el domingo. El dolor casi había desaparecido.

En opinión de Hori, tanto Oba como Umemoto parecían haber hecho muchos progresos en su camino hacia los splits. Hori había visto los vídeos que ellos mismos habían grabado, en los que se veía que habían avanzado un montón en las dos últimas semanas. En el vídeo de Oba se veía a su hijo Tsubasa, que lo observaba con atención y ya no se burlaba de su padre.

—Muy bien —dijo Hori—. Sé que esto ha sido duro para vosotros, tanto a nivel físico como en lo referente a compaginarlo con el trabajo, pero habéis aguantado bien y habéis hecho grandes progresos, ¿verdad? —dijo en tono alentador—. Me alegra un montón comprobar que hay resultados visibles.

Para no ser menos, Eiko escribió desde Osaka:

Genial! La tercera semana será más fácil y más divertida que la segunda, y la cuarta más aún que la tercera. Habéis llegado tan lejos que tenéis los splits a la vuelta de la esquina. ¡Buena suerte!

—Está bien —dijo Hori—. Dejad que os explique el estiramiento en la silla para la tercera semana. Eiko, interrumpe cuando quieras si olvido algo, ¿vale?

SEMANA

3

ESTIRAMIENTO EN LA SILLA

Durante la tercera semana, harás un estiramiento en la silla, que aplica presión en las articulaciones de tus caderas. La clave es que el respaldo de la silla te permite ajustar libremente la intensidad.

1 Estiramiento con toalla

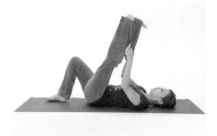

2 Estiramiento de sumo

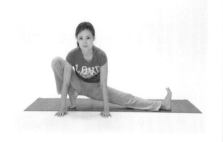

3 Estiramiento en la silla

Empuja el abdomen hacia fuera

Estira durante 30 segundos mientras rebotas

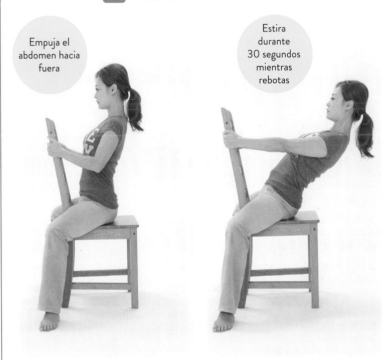

1. Siéntate a horcajadas en la silla de cara al respaldo, con los pies en paralelo a este. Agárrate al respaldo con ambas manos y empuja el abdomen hacia fuera.

2. Sujetándote al respaldo de la silla, inclina el tronco hacia atrás, separa las rodillas y estira las caderas durante 30 segundos sin dejar de rebotar.

Cuando termines la tercera semana, ¡intenta hacer un split para comprobar tus progresos!

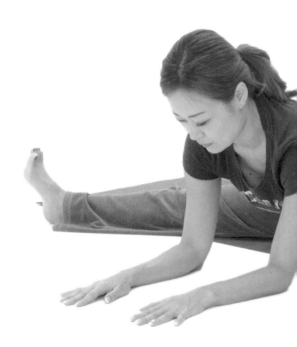

Siéntate y separa las piernas todo lo que puedas sin doblar las rodillas; luego, inclina la parte superior del cuerpo hacia delante. La meta es apoyar ambos codos en el suelo. Tener a alguien que te haga una fotografía cada día en la misma posición es una forma fácil de seguir tu progreso. (También puedes intentar hacerte fotos tú mismo en un espejo.)

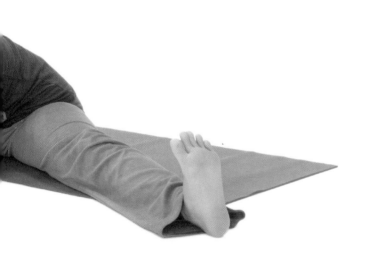

—¡Tetsuya, eso ha sido asombroso! —A Eiko le había encantado cómo había presentado Hori el estiramiento—. ¡Podrías hacer una segunda carrera como instructor!

—Bueno, no sé... —dijo Hori—. Es posible que haya exagerado un poco sabiendo que tú me estabas viendo. Pero esto me recuerda un montón a lo que ocurrió hace dos años. Tú me ayudaste muchísimo entonces, y gracias a ti mi trabajo en Osaka resultó tan productivo. Puesto que nuestra compañía se benefició mucho con ello, ¡debo encontrar una manera de recompensártelo!

Eiko rechazó modestamente el halago y, tras despedirse, puso fin a la llamada.

—Tetsuya —dijo Oba con los ojos brillantes—. Creo que por fin comienzo a entender por qué hacer splits supuso para ti algo más que superar un complejo de inferioridad adolescente.

—Yo también —dijo Umemoto, que había recuperado sus capacidades analíticas—. Quizá sea exagerar un poco las cosas, pero parece que tu éxito en la compañía, algo de lo que todo el mundo habla, podría estar relacionado con el hecho de que lograras hacer los splits.

Hori se volvió hacia ellos y comenzó a hablar muy despacio.

—En una época en la que me parecía que podía acabar hecho trizas, comprendí lo importante que es aceptar las nuevas cosas, la sensación de poder que proporciona ser capaz de hacer algo que antes te resultaba imposible, y lo motivador que es aceptar nuevos desafíos. En mi caso, fueron los splits los que desencadenaron todo esto.

Oba y Umemoto se quedaron un poco sorprendidos al ver lo seria que se había vuelto la expresión de Hori.

—No es que hacer los splits fuera algo tan importante —continuó Hori—. Pero como vosotros mismos habéis experimentado, resulta sorprendente ver a alguien que puede hacer splits, ¿verdad? Esa chispa que sientes, esa sensación de respeto (al menos, desde mi punto de vista), es algo que se reserva para la gente que sigue intentando hacer algo que la mayoría de las personas no puede hacer.

—Tetsuya —dijo Oba—, ¿qué evitó que lo dejaras?

—Quería librarme de la idea de que la compañía me había enviado lejos a una misión suicida, o de que había llegado a Osaka cargado con las expectativas y ansiedades que todos los demás habían puesto en mí; quería concentrarme tan solo en lo que iba a hacer, en cómo iba a proceder.

»Quería que el personal de la sucursal comprendiera que el problema no era lo que otra gente pensaba, ni el entorno exterior, ni la posición de la economía... Bueno, sí, todas esas cosas están relacionadas de algún modo, pero no son las cosas en las que uno debe pensar en primer lugar. Por eso sigo trabajando con los splits, y por eso fui capaz de seguir sin rendirme.

Oba y Umemoto contuvieron el aliento.

—Así que si vosotros dos no estáis interesados en los splits, no pasa nada si lo dejáis —continuó Hori—. Que lo dejéis no afectará a vuestra evaluación laboral ni reducirá vuestras bonificaciones, por supuesto. Si no hubieseis entrado en la sala de reuniones hace dos semanas, es muy probable que ni siquiera estuviéramos aquí hoy.

Tenía razón, desde luego.

—Lo cierto es que —continuó Hori—, no obstante, me doy cuenta de que os está costando un mundo averiguar hacia dónde van vuestro trabajo y vuestra vida. Eso no es malo en absoluto. En realidad, es algo así como hacer splits. Son solo splits, pero son algo más que splits. Es solo un trabajo, pero es más que un trabajo. Es solo vivir, pero es más que vivir. —En ese momento, Hori respiró hondo y añadió—: ¿Cómo vais a conseguir algo en la vida si ni siquiera podéis hacer los splits?

EL CAMINO DE LOS SPLITS

(Semana 3 de prácticas)

Oba y Umemoto empezaron una vez más con un nuevo estiramiento semanal. Ya no se sentían perdidos. Tal y como Eiko había dicho, notaban que resultaba más fácil, y más divertido, hacer los splits.

La esposa de Oba lo ayudó tirando de sus brazos durante el estiramiento en pareja. Tsubasa quiso seguir su ejemplo y ayudar también, aunque por desgracia todavía carecía de la fuerza necesaria. Con todo, el simple hecho de que quisiera ayudarlo hizo que Oba se sintiera más motivado aún para continuar.

Umemoto intentó encontrar momentos libres para estirar tanto como pudiera durante el trabajo. Estando frente al ordenador todo el día era inevitable que su cuerpo se tensara, y eso impedía que las buenas ideas llegaran a su mente. Cuando le pasaba eso, cogía una silla de un escritorio libre o iba a una sala de reuniones para estirar, aunque fuera solo un minuto. Eso aflojaba su cuerpo y, por sorprendente que pareciera, le proporcionaba un cambio de ritmo refrescante que hacía que su trabajo resultase más fácil.

La tarde del viernes, después de que ambos subieran sus progresos al grupo online, Eiko envió el siguiente mensaje:

Tengo que ir a Tokio para dar algunas clases, y empezaré mañana por la tarde. ¿Sería posible que nos viéramos antes?

Decidieron quedar en un hotel cercano a la estación de Tokio a las once en punto para tomar el té. Hori dijo que tenía una cita previa y que no podría ir, pero parecía saber lo que pretendía Eiko.

—Escuchadla con atención, los dos —dijo—. Estoy seguro de que aprenderéis algo importante.

Eiko llegó con un carrito en el que llevaba todo el equipamiento necesario para las clases, y pareció complacida al escuchar los progresos de Oba y Umemoto y cómo se sentían ahora.

—Tetsuya no quería que os dijera esto —dijo Eiko—, pero en realidad fue él quien me pidió que me reuniera con vosotros hoy. Quería que os contara algo sobre mí misma que ya le conté a él hace dos años. Está claro que cuida mucho de sus empleados... ¡Es todo un caballero!

Oba y Umemoto se miraron el uno al otro, atónitos.

Lo que Eiko le había contado a Hori dos años atrás era la historia de cómo acabó grabando un vídeo que conseguiría millones de visitas en internet.

Eiko había empezado siendo monitora de aeróbic. Sin embargo, su cuerpo era menos flexible que el de la mayoría de la gente y no podía hacer los splits ni por asomo. Los splits no son necesarios para hacer aeróbic, pero es mucho mejor tener un cuerpo flexible, y la mayoría de los instructores más reconocidos eran capaces de hacerlos.

En las competiciones de aeróbic, los participantes daban grandes saltos y patadas, elevando sus piernas hacia delante y hacia los lados. Se valoraban la fuerza muscular, la resistencia muscular y la flexibilidad. Eiko nunca había conseguido muy buenos resultados en las competiciones individuales.

Por supuesto, sacar una buena puntuación en las competiciones de aeróbic y ser una buena monitora, aunque parezca lo mismo, son cosas que no tienen nada que ver.

Los monitores que saben cómo enseñar, cómo cuidar y motivar a sus alumnos, son mucho más populares y más apreciados que los monitores que son grandes expertos pero van más a lo suyo.

Eiko decidió no preocuparse por su falta de flexibilidad. Con todo, no podía contarle a nadie que era incapaz de hacer splits.

Después de tener a sus hijos, el interés de la gente había pasado del aeróbic al yoga. Los intensos movimientos aeróbicos le resultaban más difíciles y, además, era mayor que antes, así que Eiko decidió cambiar al yoga, y empezó siendo también una alumna.

Las enseñanzas de yoga estaban en auge en Japón por aquella época, pero se concentraban sobre todo en el *power yoga*, un estilo muy diferente al que Eiko enseñaba en la actualidad. Ansiosa por conseguir un cuerpo más flexible, Eiko se lanzó al yoga, pero pronto perdió el entusiasmo y estuvo a punto de dejarlo.

De hecho, lo dejó por un tiempo e incluso empezó a trabajar en otra cosa. Pero ese trabajo tampoco duró. Sentía que no había encontrado su lugar. Probó con el yoga una vez más, mejoró rápidamente y pronto empezó a enseñarlo. Esa vez, sin embargo, a pesar de su escasa elasticidad, se forzó demasiado y acabó con una lesión, lo que llevó las cosas a un punto muerto y la dejó estancada. Siguió adelante a pesar del dolor, aguantando a base de sesiones regulares de acupuntura y tratamiento con masajes, pero pronto descubrió que las cosas iban hacia atrás.

Si sus alumnos iban a clase a aprender yoga porque querían estar sanos y disfrutar, ¿qué sentido tenía que ella estuviese lesionada e infeliz?

Fue entonces cuando se le ocurrió por primera vez la idea de realizar un programa razonable y efectivo de estiramientos para la gente con poca flexibilidad. Nadie se lo había enseñado, y tampoco lo copió. Ideó una forma de realizar estiramientos para estar sano y divertirse que era motivadora y alentadora a un tiempo, y cuyo emocionante y sorprendente resultado era poder hacer los splits.

El vídeo que grabó y subió a la web se volvió viral en las redes sociales y pronto alcanzó el millón de visitas. Si hubiera sido flexible desde un principio, jamás habría tenido semejante oportunidad. Fue precisamente el hecho de no tener elasticidad lo que le permitió desarrollar un método original para hacer los splits.

Tanto Oba como Umemoto escucharon con atención la historia de Eiko.

—Eiko —dijo Umemoto—, te esforzaste muchísimo. No puedo evitar verme reflejada en tu historia.

—Tetsuya dijo casi lo mismo hace dos años —señaló Eiko—. Y que lo más importante era escuchar lo que había en tu corazón y seguir haciéndolo.

Oba sintió una inmensa gratitud por los sentimientos de Hori, por la compasión de Eiko y por la oportunidad de haber escuchado su historia. Al final, sin importar lo lejos que se llegue, todo depende de uno mismo.

—En realidad no hay mucho que yo pueda hacer como instructora —dijo Eiko—. Da igual lo mucho que anime a la gente, o lo sencillo que sea mi método, al final todo se reduce al hecho de que algunas personas lo siguen hasta el término y otras no.

Oba y Umemoto asintieron con la cabeza.

—Ai —dijo Eiko—, yo nunca he realizado el tipo de trabajo que tú haces, así que lo único que puedo hacer por ti es intentar que te hagas una idea, movilizando tu cuerpo, de cuál es la parte de tu cerebro encargada de realizar lo que se pretende hacer. El trabajo, los splits, el yoga y la dieta son en realidad la misma cosa.

Fue entonces cuando «el camino de los splits» de Eiko cobró sentido para Umemoto, a quien le habían preocupado todo tipo de cosas durante los últimos años.

Los estiramientos y los splits eran algo más que meros estiramientos y splits; eran un medio para «despertar» a través del uso del cuerpo. No se trataba de esperar instrucciones, ni órdenes, sino de fijarse sus propios objetivos y avanzar por voluntad propia por el camino que le parecía apropiado... Esa era su vida, y solo suya.

Oba y Umemoto entendieron a la perfección cuál había sido la intención de Hori, y le aseguraron a Eiko (que sonreía de oreja a oreja) que conseguirían hacer los splits.

¡SIGUE TU PROPIO CAMINO!

(Explicación y prácticas de la Semana 4)

Llegó la tarde del lunes. Tanto Oba como Umemoto se dieron cuenta de que no habían ansiado tanto la llegada de un día en particular desde las excursiones escolares y los viajes de su infancia.

—Está bien —dijo Hori, que parecía complacido—, ¡solo queda un paso más para llegar al final!

Oba y Umemoto no se atrevieron a decirle a Hori que sabían que había sido él quien le había pedido a Eiko que se reuniera con ellos. Guardar el secreto les pareció la mejor manera de expresar su gratitud por lo que había hecho.

—¿Descubristeis algo durante la charla con Eiko? —preguntó Hori—. Cuando aprendí a hacer los splits, no pude evitar sentirme identificado con su historia. Conocer la historia que había detrás de la creación del vídeo y saber que le estaba pidiendo ayuda justo después de verlo, me conmovió realmente. Después de todo, fue su despertar lo que tuvo un efecto tan positivo en mí, y ahora lo tiene también en vosotros dos. Tan solo cuando sigues tu propio camino, en lugar de seguir las órdenes de otros, se te ocurren las ideas necesarias para hacer el tipo de cosas que nadie ha hecho antes. Ese es el mensaje que espero que hayáis entendido.

Las expresiones de Oba y Umemoto parecían aún más emocionadas que antes.

—De acuerdo —continuó Hori—. ¡Vamos con la cuarta semana!

RÁPIDO ES DESPACIO
PERO SIN PAUSA.

PROVERBIO JAPONÉS

SEMANA

ESTIRAMIENTO
EN LA PUERTA

Y por fin, ¡la última semana! Con el estiramiento en la puerta, puesto que dejas que las paredes se hagan cargo de tus piernas, deberías estar más cerca que nunca de hacer los splits. Si no tienes una puerta en la que puedas realizar este estiramiento, prueba con el estiramiento de la rana.

1 Estiramiento con toalla

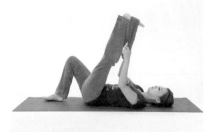

2 Estiramiento de sumo

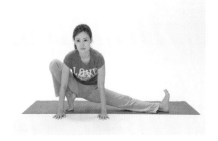

3 Estiramiento en la puerta

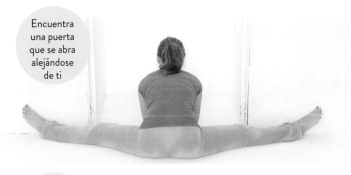

Encuentra una puerta que se abra alejándose de ti

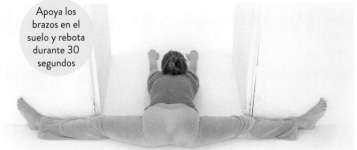

Apoya los brazos en el suelo y rebota durante 30 segundos

1. Encuentra una puerta cuyas paredes se encuentren en el mismo plano y cuya hoja se abra alejándose de ti. A continuación, siéntate delante con las piernas separadas.

2. Apoya las piernas separadas en las paredes, inclina el tronco hacia delante y extiende los brazos en el suelo, estirando durante 30 segundos mientras rebotas.

Si no tienes una puerta que sirva:

ESTIRAMIENTO DE LA RANA

Separa bien las piernas y coloca las puntas de los pies hacia afuera.

Baja las manos al suelo para soportar el peso del cuerpo, lo que hará que te inclines hacia delante, y estira durante 30 segundos.

Si no puedes alcanzar el suelo con las manos, soporta el peso del cuerpo apoyando los codos en los muslos cerca de las rodillas.

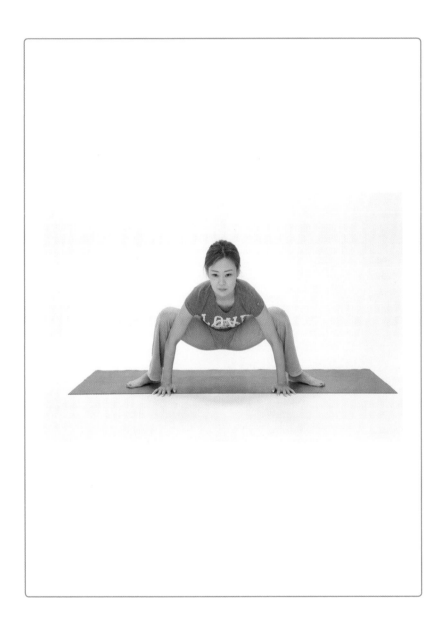

Después
de cuatro
semanas,
seguro que
notarás
cambios.

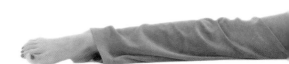

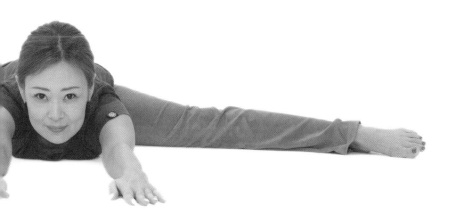

Primero, Umemoto probó con el estiramiento de la rana. Aunque cautelosa al principio, al final fue capaz de tocar el suelo suavemente con las manos.

Después, abrieron la puerta de la sala de reuniones y, tras comprobar que no había nadie en el pasillo, intentaron realizar el estiramiento en la puerta. Oba lo hizo primero, y consiguió separar las piernas bastante e inclinarse hacia delante más de lo que había esperado.

—Bien, Makoto —dijo Hori—. Voy a empujarte un poco.

Hori empujó la espalda de Oba, pero la presión no resultaba demasiada carga. Estaba realmente muy cerca de poder hacer los splits. Luego, justo cuando Umemoto separó las piernas para intentar hacer los splits, todos oyeron a un gran grupo de gente que se acercaba por el pasillo, sumido en una conversación importante. ¡Venía alguien!

—¡Escondeos! —gritó Hori, que se apresuró a empujarlos, ataviados con la ropa deportiva, hacia la sala de reuniones.

Entró justo después y cerró la puerta con fuerza. Consiguieron esconderse justo a tiempo.

—¡Por los pelos, chicos! —exclamó—. Acabáis de salvaros de una bronca por ir vestidos así en el trabajo.

—No pasa nada, Tetsuya —dijo Oba—. Siempre que tú estés aquí para compartir la bronca con nosotros, no me preocupa.

—Yo pienso lo mismo —dijo Umemoto—. Pero ¿no os sentís como los chicos malos que merodean por el colegio cuando terminan las clases?

—¿Por qué somos chicos malos? —preguntó Hori—. Nosotros solo seguimos el camino que consideramos correcto, así que podemos sacar pecho con confianza. No obstante, estamos en la oficina, así que supongo que deberíamos ponernos el traje primero.

Después de esas palabras, los tres estallaron en carcajadas.

POR FIN HA LLEGADO EL MOMENTO

Por fin llegó el día.

Era jueves, y Oba, que evaluaba su cuerpo con la respiración controlada, intentó hacer los splits que tanto tiempo llevaba intentando conseguir. Separó bien las piernas, manteniendo las rodillas rectas, soltó el aire con un «aaa» y bajó lentamente la parte superior de su cuerpo.

Solo le faltaban diez centímetros para conseguirlo. Cinco. No sentía dolor.

En un momento dado, sus codos tocaron el suelo. ¡Lo había conseguido!

—¡Lo conseguiste! —gritó su esposa con los ojos abiertos como platos.

Oba pensó que esa era la primera vez que la había oído gritar de esa manera desde que le confesó lo que sentía por ella, en su época de estudiantes. Oba, con la barbilla apoyada en las manos en una postura no demasiado romántica, se sintió un poco avergonzado.

—Papá —dijo Tsubasa, que se había levantado de la cama al oír el grito—, ¡eso es alucinante!

Oba había esperado a que su hijo estuviese dormido para intentar hacer los splits, ya que le preocupaba parecer ridículo si fallaba.

La experiencia de haber conseguido algo con el apoyo de su familia, su jefe y su colega era incluso mejor de lo que había imaginado. Estaba impaciente por mostrárselo a Hori, y se preguntó qué tal le iría a Umemoto.

Umemoto también logró hacer los splits más tarde esa misma noche. Cuando lo consiguió, se sintió tan feliz que notó el pecho a punto de estallar y no pudo evitar soltar un grito de alegría en su apartamento vacío.

Sabía que de un tiempo a esa parte estaba mucho más alegre, y no solo por fuera, sino también por dentro. La noche antes había hablado por teléfono con su madre por primera vez desde hacía bastante tiempo. Su madre, por supuesto, no tenía ni la menor idea de que Umemoto se había esforzado todos los días para poder hacer los splits. Y ella se había sorprendido a sí misma reaccionando con un tono inusualmente animado cuando su madre comenzó de nuevo con lo de que debía empezar a pensar en el matrimonio.

Si era demasiado tarde para el amor, entonces daba igual lo que hiciera.

Si deseaba un romance, solo tenía que buscarlo.

Si no tenía tiempo, tendría que sacarlo de algún sitio.

Lo único que necesitaba era visitar sitios nuevos.

Daba igual lo que pensaran los demás.

Lo único que debía hacer en su vida era seguir su propio camino, por voluntad propia.

Eso era todo.

Umemoto recordó cómo se encontraba un mes antes y se sintió bastante orgullosa de sí misma. Imaginó la cara del director Hori, de Eiko y de Makoto en las paredes blancas de su casa.

Haciendo el split, con los codos apoyados en el suelo y la barbilla descansando entre las palmas de las manos, sintió una mezcla de felicidad, de dolor «del bueno» y de cansancio acumulado que pareció sumirla en un estado de suspensión.

En pocas palabras, se sentía realmente bien. Se sentía emocionada y, al mismo tiempo, a punto de dormirse profundamente. Aquello podía resultar adictivo. Quizá ese fuera el «subidón de los splits» del que había hablado Eiko. Sin ninguna razón en particular, se echó a llorar.

A la mañana siguiente, cuando Oba y Umemoto se encontraron en el trabajo, ambos supieron inmediatamente y sin necesidad de preguntarlo que el otro había conseguido hacer los splits.

—Lo conseguiste, ¿eh? —dijo Umemoto.

—Sí —dijo Oba—. ¡Sí, lo conseguí!

—Yo también —dijo Umemoto, que parecía a punto de saltar de alegría—. Estoy deseando contárselo al director Hori.

Si no hubiese habido nadie alrededor, Oba le habría dado un abrazo. Decidieron mantener su éxito en secreto y no decírselo a Hori hasta el lunes por la tarde.

Por fin, el final de las cuatro semanas había llegado. Oba colocó las mantas de pícnic en la sala de reuniones y luego mostró cómo hacía los splits, seguido de Umemoto. Hori asintió con la cabeza una y otra vez, con lágrimas en los ojos. Cuando Umemoto se levantó, Hori los agarró a ambos por los hombros para acercarlos.

—Lo habéis hecho muy bien —dijo—. Sabía que este día llegaría. ¡Felicidades!

Umemoto también lloraba.

—Ahora podéis hacer cualquier cosa —añadió Hori—. Ya sea en el trabajo o en vuestra vida privada, quiero que avancéis en línea recta en la dirección que deseéis.

Oba era todo sonrisas.

—Ahora —dijo Hori, que volvió a ponerse en modo trabajo—, quiero que los dos os unáis a un nuevo proyecto que yo mismo voy a dirigir. Se trata de un gran proyecto que podría decidir el futuro de la compañía. Vamos a empezar desde cero, consiguiendo nuevos clientes con el objetivo de acaparar un treinta por ciento del mercado. Quiero que vosotros dos empecéis con el marketing.

Aquella era una tarea difícil, pero cuando Oba y Umemoto se miraron instintivamente el uno al otro, sus expresiones lo decían todo.

—Nos reuniremos periódicamente para hablar del proyecto aquí, en esta sala de reuniones, todos los lunes a las siete en punto. Ai, ve a Asuntos Generales y asegúrate de que nos reserven la sala.

Oba y Umemoto esbozaron una enorme sonrisa.

—Y una cosa más, Makoto... —dijo Hori—. Tengo un nuevo encargo para ti:

debes perder cinco kilos. Eso ahora no debería suponerte un problema. ¡Quiero informes semanales!

—¿Estás hablando en serio, Tetsuya?

—Ay —dijo Umemoto—. Estoy impaciente por ver el aspecto de Makoto cuando esté delgado.

La sala de reuniones se llenó de carcajadas.

FIN

NOTAS FINALES

1. «Keep your hips strong and flexible to function at your best», *Women's Nutrition Connection* 18 (9), septiembre de 2015. Food Science Source, EBSCOhost, consultado el 24 de agosto de 2017.

2. Rubenstein LZ, Josephson KR, «Falls and their prevention in elderly people: what does the evidence show?», *Medical Clinics of North America*, 90, 2006, pp. 807–824.

3. Cascaes da Silva *et al.*, «Effects of physical-exercise-based rehabilitation programs on the quality of life of patients with Parkinson's disease: A systematic review of randomized controlled trials», *Journal of Aging & Physical Activity*, 24 (3), julio de 2016, pp. 484–496. Social Sciences Abstracts (H. W. Wilson), EBSCOhost, consultado el 24 de agosto de 2017.

4. Hotta, Kazuki, *et al.*, «Stretching exercises enhance vascular endothelial function and improve peripheral circulation in patients with acute myocardial infarction», *International Heart Journal*, 54 (2), 2013, pp. 59–63. MEDLINE, texto completo, EBSCOhost, consultado el 24 de agosto de 2017.

5. Enax, Laura, Eva Heiliger, Nadine Gier y Bernd Weber, «The influence of short-term aerobic exercise on food decision-making», *Neuropsychoeconomics Conference Proceedings* 43, 2016, texto completo, EBSCOhost, consultado el 23 de agosto de 2017.

6. Alajmi, Nawal, *et al.*, «Appetite and energy intake responses to acute energy deficits in females versus males», *Medicine & Science in Sports & Exercise*, 48 (3), marzo de 2016.

7. Jesudason, Rajiv, *et al.*, «Differential effects of static and cyclic stretching during elastase digestion on the mechanical properties of extracellular matrices», *Journal of Applied Physiology*, 103 (3), septiembre de 2007, pp. 803–811. SPORTDiscus, texto completo, EBSCOhost, consultado el 25 de agosto de 2017.

8. Jones, Donna, «Bending the rules», *Sunday Telegraph*, Sídney, s.f.. Business Source Corporate Plus, EBSCOhost, consultado el 24 de agosto de 2017.

9. Behm, David George, *et al.*, «Acute bouts of upper and lower body static and dynamic stretching increase non-local joint range of motion», *European Journal of Applied Physiology* 116 (1), enero de 2016, pp. 241–249, MEDLINE, texto completo, EBSCOhost, consultado el 23 de agosto de 2017.

10. ‹http://www.stretchaflex.com/benefits-of-stretching#ixzz4qbMro8BM›

11. Shellock, Frank G. y William E. Prentice, «Warming-up and stretching for improved physical performance and prevention of sports-related injuries», *Sports Medicine*, 2 (4), 1985, pp. 267–278, SPORTDiscus, texto completo, EBSCOhost, consultado el 25 de agosto de 2017.

12. Bosu, Olatunde, *et al.*, «Stretching for prevention of exercise-related injury», *American Family Physician*, 94 (7), 1 de octubre de 2016, p. 547, MEDLINE, texto completo, EBSCOhost, consultado el 23 de agosto de 2017.

13. «Keep your hips strong and flexible to function at your best», 18 (9), septiembre de 2015, p. 7, *Food Science Source*, EBSCOhost, consultado el 24 de agosto de 2017.

14. Jones, Donna, «Work your asana off», *Sunday Tasmanian*, Hobart (s.f.), Business Source Corporate Plus, EBSCOhost, consultado el 24 de agosto de 2017.

15. Inami, Takayuki, *et al.*, «Acute changes in peripheral vascular tonus and systemic circulation during static stretching», *Research in Sports Medicine*, 23 (2), 2015, pp. 167–178, MEDLINE, texto completo, EBSCOhost, consultado el 24 de agosto de 2017.

16. Weider, Joe, «It's no stretch», *Joe Weider's Muscle & Fitness*, 69 (10), octubre de 2008, p. 30, SPORTDiscus, texto completo, EBSCOhost, consultado el 24 de agosto de 2017.